Die Reformfibel

Gesundheitsgesetze von Blüm bis Bahr

KomPart-Verlag (Hrsg.)

Die Reformfibel
Gesundheitsgesetze von Blüm bis Bahr

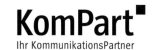

Herausgeber:
KomPart Verlagsgesellschaft mbH & Co. KG
Rosenthaler Straße 31 | 10178 Berlin
www.kompart.de | reformfibel@kompart.de

©2012 KomPart Verlagsgesellschaft mbH & Co. KG, Berlin

Dieses Werk ist urheberrechtlich geschützt. Die dadurch begründeten Rechte, insbesondere die der Übersetzung, des Nachdrucks, des Vortrags, der Entnahme von Abbildungen und Tabellen, der Funksendung, der Mikroverfilmung oder der Vervielfältigung auf anderen Wegen und der Speicherung in Datenverarbeitungssystemen, bleiben, auch bei nur auszugsweiser Verwertung vorbehalten. Eine Vervielfältigung dieses Werkes oder von Teilen dieses Werkes ist auch im Einzelfall nur in den Grenzen der gesetzlichen Bestimmungen des geltenden Urheberrechtsgesetzes der Bundesrepublik Deutschland zulässig.

Text: Hartmut Reiners, Berlin; Otmar Müller, Köln
Projektmanagement: Bettina Nellen (KomPart)
Redaktion: Katleen Krause (KomPart)
Titelillustration: Nicole Riegert, Leipzig
Grafische Konzeption: Sybilla Weidinger (KomPart)
Satz: Johannes Nerger (KomPart)
Druck: Richter Druck & Medien Center GmbH & Co. KG, Elkenroth
Cartoons: Horst Haitzinger, München; erschienen in der Rhein-Zeitung

ISBN 978-3-940172-26-6

Vorwort: Wegweiser zwischen Blüm-Bauch
und Pflege-Bahr 6

10. und 11. Legislaturperiode: 1983–1990
Schwarz-gelbe Gehversuche 8

12. Legislaturperiode: 1990–1994
Ein Land, ein System 15

Wie entstehen GKV-Reformen?
Mechanismen der Gesetzgebung 26

13. Legislaturperiode: 1994–1998
Das Ende der Ära Kohl 28

14. Legislaturperiode: 1998–2002
Rot-grüner Aufbruch? 37

15. Legislaturperiode: 2002–2005
Schröder unter Druck 51

16. Legislaturperiode: 2005–2009
Schwarz-rote Vernunftehe 62

17. Legislaturperiode: ab 2009
Alles bleibt anders 74

Die zuständigen Bundesminister:
Von Geißler bis Bahr 90

Abkürzungsverzeichnis 93

Wegweiser zwischen Blüm-Bauch und Pflege-Bahr

Als ich im Frühjahr 1995 als junger Journalist aus der Provinz die gesundheitspolitische Bühne in Bonn betrete, gibt es eigentlich gar keine Bühne. Nur ein paar Hinterzimmer im Presseclub der damaligen Hauptstadt. Dort räsonieren einige wenige ältere Herren über Positivliste und Arzneimittelregress, Honorarmaßstab und Ärzteschwemme, Blüm-Bauch und Seehofer-Buckel. Und ich verstehe nur Bahnhof.

Fast anderthalb Jahre dauert es, bis ich mich im schwierigen Terrain der Gesundheitspolitik auch nur einigermaßen trittsicher fühle und Nachrichten verfasse, die mein Chef nicht mehr umschreibt. Hätte es damals so etwas wie „Die Reformfibel" gegeben, meine journalistische Durststrecke wäre gewiss kürzer ausgefallen. Denn Fakten zu kennen, heißt noch lange nicht, sie auch einordnen zu können. Genau das soll die Reformfibel leisten: Fakten vermitteln und Einschätzungswissen liefern.

Die Autoren Hartmut Reiners und Otmar Müller unternehmen in der Reformfibel einen Streifzug durch fast 30 Jahre Gesundheitspolitik – vom Regierungswechsel im Herbst 1982 unter Helmut Kohl bis zum Versorgungsstrukturgesetz Ende 2011 unter der Ägide von Angela Merkel. Von Norbert Blüm bis Daniel Bahr.

Hartmut Reiners fällt bei dieser Tour d'Horizon die Aufgabe zu, den politischen Rahmen zu skizzieren, in dem sich das Reformgeschehen abspielt. Der Volkswirt und ehemalige Ministerialbeamte hat in den vergangenen Jahrzehnten hinter den Kulissen zahlreiche Gesetzesvorhaben miterlebt und mitgestaltet. Er ist fast schon so etwas wie ein gesundheitspolitischer Zeitzeuge, dem Menschen wie ich dankbar lauschen, wenn sie sich mal wieder die Entstehungsgeschichte eines Paragrafen nicht erklären können.

Das hat Otmar Müller nicht mehr nötig. Meinem journalistischen Kollegen aus Köln ist es zu verdanken, dass in der Fibel die zentralen Inhalte der wichtigsten Reformvorhaben stichwortartig aufgeführt sind. Getrennt nach den Themenfeldern Ärzte, Krankenhäuser, Krankenkassen und Versicherte können geneigte Leserinnen und Leser Gesetzesinhalte nachschlagen – und jede gesundheitspolitische Stammtischwette gewinnen. Oder wissen Sie auf Anhieb, wann das sogenannte Krankenhaus-Notopfer eingeführt wurde? Und wann es wieder aus dem Sozialgesetzbuch verschwand? Kleiner Tipp: Schauen Sie mal unten auf der Seite 35 und oben auf der Seite 44 nach. Und falls Sie die Fibel einmal nicht zur Hand haben, gehen Sie einfach auf www.aok-reformdatenbank.de. Dort finden Sie alle neuen Gesundheitsgesetze auch ab 2012.

Die Reformfibel ist nicht nur als Einstiegshilfe für Newcomer in der Gesundheitspolitik gedacht, sondern auch als Arbeitsmittel für Beschäftigte von Verbänden, Organisationen und Unternehmen im Gesundheitswesen. Ein Nachschlagewerk für Menschen aus Politik, Presse und Wissenschaft – inklusive einer kleinen Einführung in das Gesetzeshandwerk sowie einer tabellarischen Übersicht über alle Gesundheitsminister seit Anfang der 1980er Jahre. Und weil Lachen nach wie vor die beste Medizin ist und sogar gegen gesundheitspolitische Schwermutsanfälle hilft, gibt es zur Auflockerung historische Karikaturen von Horst Haitzinger.

Von Gesetzen und Würsten

„Gesetze sind wie Würste. Man sollte besser nicht dabei sein, wenn sie gemacht werden. Je weniger die Leute davon wissen, wie Würste und Gesetze gemacht werden, desto besser schlafen sie."

Otto von Bismarck,
deutscher Reichskanzler von 1871–1890

Zum Schluss: Was wäre ein Verlagsgeschäftsführer und Chefredakteur wie ich ohne eine gute Redaktion? Einfach ratlos! Bettina Nellen hat, beim Lektorat unterstützt von Katleen Krause, dafür gesorgt, dass aus der Idee zur Reformfibel Wirklichkeit wurde. Herzlichen Dank dafür, liebe Kolleginnen!

Doch nun wünsche ich Ihnen ebenso viel Freude beim Nachschlagen, Schmökern und Schmunzeln, wie ich sie beim Lesen hatte und habe. Und vor allem eine kürzere Durststrecke beim Entdecken des ungemein spannenden Feldes der Gesundheitspolitik.

Berlin, Februar 2012   **Hans-Bernhard Henkel-Hoving**
Geschäftsführer KomPart-Verlagsgesellschaft mbH & Co. KG
und Chefredakteur Gesundheit und Gesellschaft (G+G)

10. und 11. Legislaturperiode: 1983–1990
Schwarz-gelbe Gehversuche

Im Herbst 1982 zerbrach die sozialliberale Koalition unter Kanzler Helmut Schmidt an Differenzen in der Wirtschafts- und Sozialpolitik. Die FDP wandte sich der CDU/CSU zu. Am 1. Oktober 1982 wurde der Fraktionsvorsitzende der CDU/CSU, Helmut Kohl, durch ein konstruktives Misstrauensvotum zum Bundeskanzler gewählt. Ein halbes Jahr später, am 6. März 1983, fanden Neuwahlen zum Bundestag statt, aus denen die schwarz-gelbe Koalition als Sieger hervorging. Zugleich beendete der Einzug der Grünen in den Bundestag das Drei-Parteien-System von CDU/CSU, SPD und FDP, das die Bundespolitik seit 1961 beherrscht hatte.

Die schwarz-gelbe Gesundheitspolitik wurde durch die Diskussion über eine große Gesundheitsreform geprägt, sieht man von dem Einigungsprozess ab Ende 1989 einmal ab, der die Strukturen des westdeutschen Gesundheitswesens nicht veränderte. Die sozialliberale Koalition hatte zuvor seit 1977 mit mehreren Kostendämpfungsgesetzen versucht, die Ausgabenentwicklung der gesetzlichen Krankenversicherung (GKV) in den Griff zu bekommen. Diese „K-Gesetze" sollten mit einer an den Einnahmen der Krankenkassen orientierten Ausgabenbegrenzung („Grundlohnorientierung"), erhöhten Zuzahlungen der Versicherten sowie Wirtschaftlichkeitsprüfungen bei den Leistungserbringern die Krankenkassenbeiträge stabilisieren. Dieses Ziel war erkennbar nicht erreicht worden.

Bundessozialminister Norbert Blüm begann nach den Bundestagswahlen 1983 mit der Arbeit an einer Strukturreform des Gesundheitswesens, die im Koalitionsvertrag von CDU/CSU und FDP angekündigt worden war. (Im Bundesministerium für Arbeit und Sozialordnung waren bis Januar 1991 die Abteilungen für die GKV und die Krankenhausversorgung angesiedelt, bevor sie mit den zum Bundesministerium für Jugend, Familie, Frauen und Gesundheit gehörenden Abteilungen für Arzneimittel, Gesundheitsberufe und Krankheitsbekämpfung im Bundesministerium für Gesundheit zusammengelegt wurden.) Er initiierte Expertengespräche, die aus verschiedenen Perspektiven zu dem Ergebnis kamen, dass das GKV-System einer grundsätzlichen Erneuerung bedurfte. Mit seinen Schlussfolgerungen aus diesen Gesprächen ließ er sich allerdings Zeit. Erst im Mai 1985 trat er mit einem „10-Punkte-Programm" an die Öffentlichkeit. Darin kündigte er an, die Ausgaben der GKV beitragssatzneutral umzuschichten, nach dem Motto: „Überflüssiges streichen, um Notwendiges zu

> „Blüm lässt den kleinen Mann bluten"
> Der Spiegel, 6. März 1989

Schwarz-gelbe Gehversuche

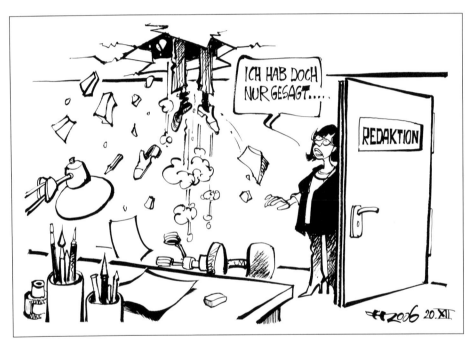

„... wir brauchen noch mal 'ne Karikatur zur Gesundheitsreform!"

finanzieren". Das war ein realistisches Ziel. Ulrich Schwabe und Dieter Paffrath hatten im von ihnen herausgegebenen „Arzneimittelverordnungs-Report" für 1987 errechnet, dass ein Drittel der verordneten Arzneimittel keinen wirklichen therapeutischen Nutzen hatte und man daher das Arzneimittelbudget der GKV von damals 19 Milliarden DM um ein Drittel kürzen könnte, ohne die Versorgungsqualität zu beeinträchtigen. Aus diesen Einsparungen sollten Leistungen für Schwerpflegebedürftige finanziert werden, die bis dato nicht zum Aufgabenbereich der GKV gehörten. Dieser Gedanke wurde aber erst nach den für die schwarz-gelbe Koalition erfolgreichen Bundestagswahlen 1987 in Form von internen Arbeitsentwürfen eines „Gesundheits-Reformgesetzes" (GRG) konkretisiert. Zum einen sollte eine Liste von nicht mehr von den Kassen zu bezahlenden Arzneimitteln („Negativliste") für eine qualitative Bereinigung des Arzneimittelmarktes sorgen. Zum anderen sollten Festbeträge, das heißt von den Kassen maximal zu erstattende Preise, für Arznei- und Verbandmittel die GKV-Ausgaben in diesem Bereich senken und gleichzeitig eine angemessene Versorgung der Versicherten ohne Zuzahlungen sicherstellen (§§ 35 ff. Sozialgesetzbuch V [SGB V]). Außerdem wurden die Zuzahlungen für Zahnersatz und Fahrkosten angehoben.

> **Leckgeschlagene Yacht**
>
> „Das Gesundheits-Reformgesetz ist wie eine leckgeschlagene Yacht, die mit zerfetzten Segeln den Hafen erreicht hat."
>
> Karl Jung,
> Abteilungsleiter Krankenversicherung im Bundesministerium für Arbeit
>
> In: Kölner Stadt-Anzeiger vom 17. Dezember 1988

Blüm konnte die Festbeträge durchsetzen, die zusammen mit den Leistungen für Schwerpflegebedürftige die zentralen Neuerungen dieser Reform waren. Die öffentliche Debatte über die anstehenden Leistungskürzungen hatte einen unangenehmen Nebeneffekt. Die GKV-Ausgaben für Zahnersatz verdoppelten sich im letzten Quartal des Jahres 1988, weil die Versicherten Behandlungen vorzogen, um sie noch zum alten Zuzahlungstarif zu bekommen. Ähnliche Entwicklungen gab es bei den Arzneimittelausgaben. Dieser Ankündigungseffekt hatte bald einen Namen: „Blüm-Bauch".

Das von Norbert Blüm als „Jahrhundertgesetz" angekündigte GRG verdiente nur mit einer eher rechtstechnischen Änderung diese Bezeichnung. Der GKV-Abschnitt wurde von der seit 1914 geltenden Reichsversicherungsordnung in ein eigenständiges Sozialgesetzbuch, das SGB V überführt. Ansonsten brachte das GRG neben Veränderungen im Leistungsrecht der GKV wichtige praktische Erkenntnisse für die Gesundheitspolitik. Es gilt als ein Paradebeispiel für die Einflussnahme der Lobby auf Gesetzgebungsverfahren. Blüm prägte damals das heute noch gängige Bild von der Gesundheitspolitik als „Schwimmgymnastik im

Haifischbecken". Die daraus zu ziehende Lehre war, dass Gesundheitsreformen wegen ihrer komplexen Interessenverflechtungen möglichst schnell durchgesetzt werden sollten, um die Bildung von Abwehrkoalitionen der Interessenverbände zu erschweren.

Vom Lobbysturm zerfleddert
Gesundheits-Reformgesetz (GRG)
Gesetz zur Strukturreform im Gesundheitswesen
Verkündet: 29. Dezember 1988, in Kraft getreten: 1. Januar 1989

Konsequenzen für **Ärzte** (ambulanter Sektor)

- Für das Kassenarztrecht gelten die Grundsätze der Qualität, Humanität, Wirtschaftlichkeit und Beitragsstabilität (§§ 70, 71 SGB V).
- Die Negativliste wird eingeführt. Sie führt Medikamente auf, deren therapeutischer Nutzen nicht nachgewiesen ist und deren Kosten daher der Versicherte selbst zahlt.
- Das Festbetragssystem für Arznei-, Heil- und Hilfsmittel wird eingeführt.
- Niedergelassene Kassenärzte und Krankenhäuser sowie Landesverbände der Krankenkassen, der KVen und der Vereinigungen der Krankenhausträger sollen Verträge abschließen, mit denen eine bessere Verzahnung von ambulanter und stationärer Behandlung ermöglicht wird. Die Verträge sollen unter anderem die Bedingungen für eine ambulante Behandlung im Krankenhaus regeln oder die gegenseitige Unterrichtung bei der ambulanten und stationären Behandlung eines Patienten festlegen (§ 123 SGB V).

Konsequenzen für **Krankenhäuser**

- Die Zuzahlung bei einem Krankenhausaufenthalt wird auf 10 DM pro Tag für maximal 14 Tage (ab 1991) verdoppelt.
- Bei Wirtschaftlichkeitsprüfungen von Krankenhäusern erhalten die Kassen mehr Mitwirkungsrechte. Sie können die Wirtschaftlichkeit eines Krankenhauses beispielsweise durch einen externen Prüfer überprüfen lassen.
- Krankenhäuser und niedergelassene Kassenärzte sowie Landesverbände der Krankenkassen, der KVen und der Vereinigungen der Krankenhausträger sollen Verträge abschließen, mit denen eine bessere Verzahnung von ambulanter und stationärer Behandlung ermöglicht wird. Die Verträge sollen unter anderem die Bedingungen für eine ambulante Behandlung im Krankenhaus regeln oder die

gegenseitige Unterrichtung bei der ambulanten und stationären Behandlung eines Patienten festlegen (§ 123 SGB V).

Konsequenzen für **Krankenkassen**

- Der Medizinische Dienst der Krankenversicherung (MDK) wird als Prüfinstanz der Krankenkassen gegründet. Er ersetzt den Vertrauensärztlichen Dienst und soll Qualitäts- und Wirtschaftlichkeitsprüfungen übernehmen.
- Die gesetzliche Grundlage für Früherkennungsuntersuchungen wird geschaffen. In den Leistungskatalog der GKV werden unter anderem die Krebsvorsorgeuntersuchung ab 45 Jahren und die Diabetesvorsorgeuntersuchung ab 35 Jahren aufgenommen.
- Die Prävention wird eine Pflichtleistung der GKV (§ 20 SGB V). Krankenkassen müssen Maßnahmen der Gesundheitsförderung (die nicht klar definiert werden) als Satzungsleistungen anbieten. Die Kassen nehmen daraufhin zum Beispiel Rückenschulen und Ernährungsberatung, aber auch umstrittene Maßnahmen wie Snowboard-Kurse oder esoterische Angebote in ihren Leistungskatalog auf.
- Die Kassen erhalten mehr Mitwirkungsrechte bei Wirtschaftlichkeitsprüfungen von Ärzten und Krankenhäusern. Sie können die Wirtschaftlichkeit eines Krankenhauses durch einen Prüfer prüfen lassen und dürfen beispielsweise stichprobenartig die Abrechnungen von bis zu zwei Prozent der Ärzte je Quartal überprüfen. Bei den KVen neu zu errichtende Beschwerdeausschüsse werden mit Vertretern der Ärzteschaft und der Kassen paritätisch besetzt.
- Es wird ein obligatorischer kassenarteninterner Finanzausgleich auf Landesverbandsebene eingeführt sowie ein freiwilliger Finanzausgleich der Spitzenverbände bei einer Notlage derselben Kassenart.
- Die Beitragssatzstabilität wird als Grundprinzip beim Abschluss aller Verträge zwischen Kassen und Leistungserbringern eingeführt.
- Studenten mit einer Studiendauer von mehr als 14 Semestern oder nach Vollendung des 30. Lebensjahres unterliegen nicht mehr der Versicherungspflicht und müssen sich entweder freiwillig in der GKV versichern oder privat absichern.
- Niedergelassene Kassenärzte und Krankenhäuser sowie Landesverbände der Krankenkassen, der KVen und der Vereinigungen der Krankenhausträger sollen Verträge abschließen, mit denen eine bessere Verzahnung von ambulanter und stationärer Behandlung ermöglicht wird. Die Verträge sollen unter anderem die Bedingungen für eine ambulante Behandlung im Krankenhaus regeln oder die gegenseitige Unterrichtung bei der ambulanten und stationären Behandlung eines Patienten festlegen (§ 123 SGB V).
- Es werden Festbeträge für Arznei-, Heil- und Hilfsmittel (Höchsterstattungspreise) eingeführt, die von den Spitzenverbänden der Krankenkassen und der gemeinsamen Selbstverwaltung festgelegt werden.

Konsequenzen für **Versicherte**

- Der Kassenzuschuss für Brillengestelle wird auf einen Betrag von 20 DM halbiert und bei gleichbleibender Sehstärke maximal alle drei Jahre gewährt (früher nur bei Veränderung der Sehstärke um mindestens 0,5 Dioptrien).
- Versicherte leisten jetzt auch bei Hilfsmitteln (beispielsweise Rollstuhl oder Pflegebett) Zuzahlungen, die oberhalb eines von den Kassen festgelegten Richtwertes (Festbetrag) liegen.
- Versicherte müssen bei Heilmitteln (zum Beispiel Physiotherapie oder Logopädie), für die kein Festbetrag festgelegt wurde, eine Rezeptgebühr von 4 DM je Heilmittel leisten. Bei Heilmitteln, für die ein Festbetrag festgelegt wurde, zahlt die Kasse den Festbetrag, der Versicherte gegebenenfalls die Differenz zum Festbetrag.
- Die Arzneimittelzuzahlung steigt von 2 auf 3 DM pro Medikament im festbetragsfreien Markt. Bei Arzneimitteln, die zum Festbetrag angeboten werden, ist keine Zuzahlung mehr erforderlich, es sei denn, der Preis übersteigt den Festbetrag. Hier muss der Versicherte die Differenz tragen, denn es wäre ja eine Versorgung zum Festbetrag möglich gewesen.
- Umstrittene und unwirtschaftliche Heil- und Hilfsmittel sowie Bagatellarzneimittel für erwachsene Versicherte (etwa für die Behandlung leichter Erkrankungen wie Erkältung oder Reisekrankheit) werden aus dem Leistungskatalog der Krankenkassen gestrichen.
- Die Zuzahlung bei einem Krankenhausaufenthalt wird auf 10 DM pro Tag für maximal 14 Tage (ab 1991) verdoppelt.
- Die Kostenerstattung bei Zahnersatz wird auf 50 Prozent (statt bisher 60 Prozent) Regelzuschuss (ab 1991) begrenzt. Ein Bonussystem bei Nachweis regelmäßiger Vorsorgeuntersuchungen beim Zahnarzt (Bonusheft) wird eingeführt.
- Die kieferorthopädische Behandlung wird durch eine Begrenzung auf bestimmte Fallgruppen (Kauen, Beißen, Sprechen oder Atmen müssen wesentlich beeinträchtigt sein) eingeschränkt. Hinzu kommt die Einführung der Kostenerstattung anstelle der Sachleistung. Versicherte müssen 25 Prozent Selbstbehalt übernehmen, wenn die Therapie nicht gemäß Behandlungsplan beendet wurde.
- Der Zuschuss für Badekuren (ambulante Kur) wird auf höchstens 15 DM täglich (vorher: 25 DM) begrenzt.
- Eine Härtefallregelung zur sozialen Abfederung der Zuzahlungen wird eingeführt. Wer ein Einkommen von weniger als 40 Prozent des Durchschnittseinkommens (Jahresarbeitsentgeltgrenze) hat, wird von allen Zuzahlungen vollständig befreit; eine teilweise Befreiung gestaffelt nach Einkommen ist möglich.
- Das Sterbegeld wird von 4.000 auf maximal 2.100 DM (1.050 DM für mitversicherte Familienangehörige) gekürzt beziehungsweise fällt für ab 1. Januar 1989 neu Versicherte weg.

- Die Übernahme von Fahrkosten bei Fahrten zur stationären Behandlung beziehungsweise Rettungstransporten wird beschränkt, die Eigenbeteiligung von fünf auf 20 DM je Fahrt erhöht. Fahrkosten zur ambulanten Behandlung werden nicht mehr übernommen.
- Schwerpflegebedürftige erhalten ein Anrecht auf Leistungen zur häuslichen Pflege (bis zu 25 Stunden Grundpflege und hauswirtschaftliche Versorgung pro Monat). Bei familiärer Pflege besteht ein Wahlrecht auf Geldleistung in Höhe von 400 DM.
- Die gesetzliche Grundlage für Früherkennungsuntersuchungen wird geschaffen. In den Leistungskatalog der GKV werden unter anderem die Krebsvorsorgeuntersuchung ab 45 Jahren und die Diabetesvorsorgeuntersuchung ab 35 Jahren aufgenommen.
- Präventionsmaßnahmen (die nicht klar definiert werden) müssen von den Kassen als Satzungsleistungen angeboten werden. Die Kassen nehmen daraufhin zum Beispiel Rückenschulen und Ernährungsberatung, aber auch umstrittene Maßnahmen wie Snowboard-Kurse oder esoterische Angebote in ihren Leistungskatalog auf.

12. Legislaturperiode: 1990–1994
Ein Land, ein System

Die 12. Legislaturperiode des Bundestages war von den Auswirkungen der am 3. Oktober 1990 vollzogenen deutschen Einigung geprägt. Dem Einigungsvertrag entsprechend war das westdeutsche System der gesetzlichen Krankenversicherung (GKV) mit all seinem Reformbedarf eins zu eins auf die neuen Länder übertragen worden. Außerdem verloren die von der CDU geführten Länder nach dem Sieg der Union bei den ersten gesamtdeutschen Wahlen 1990 die Mehrheit im Bundesrat durch Wahlniederlagen in Niedersachsen, Hessen, Schleswig-Holstein und Rheinland-Pfalz, wo es nunmehr von der SPD geführte Regierungen gab. Sogar im traditionell schwarzen Baden-Württemberg musste die CDU eine Koalition mit der SPD eingehen. Die Bundesregierung war also jetzt zu Kompromissen mit der SPD gezwungen, weil Strukturreformen im Gesundheitswesen in vielen Punkten der Zustimmung des Bundesrates bedürfen. Einen organisatorischen Einschnitt bedeutete zudem die Neubildung des Bundesgesundheitsministeriums (BMG). Aus koalitionsinternen Gründen wurde die für die GKV und die Krankenhausversorgung zuständige Abteilung des Bundesarbeitsministeriums (BMA) mit den für Arzneimittel, Gesundheitsberufe und Krankheitsbekämpfung verantwortlichen Abteilungen des früheren Bundesministeriums für Jugend, Familie, Frauen und Gesundheit zum BMG zusammengelegt. Norbert Blüm behielt aber die Pflegeversicherung in seinem BMA, was zugleich ein Signal für die Umwandlung dieses Leistungsbereichs der GKV in einen eigenständigen Sozialversicherungszweig war. Damit standen in der 12. Legislaturperiode zwei Projekte im Zentrum der Regierungsarbeit: die Weiterentwicklung der mit dem Gesundheits-Reformgesetz (GRG) begonnenen GKV-Reform, auch „2. Stufe der Gesundheitsreform" genannt, sowie die Schaffung einer sozialen Pflegeversicherung.

> „Ärzte im Würgegriff"
> Der Spiegel, 13. September 1993

An die Spitze des neuen BMG rückte die vorherige Bauministerin Gerda Hasselfeldt (CSU). Sie trat im Mai 1992 aus persönlichen Gründen zurück, und Horst Seehofer (CSU), bis dahin Parlamentarischer Staatssekretär im BMA, übernahm dieses Ressort. Er stand unter einem hohen Handlungsdruck. Blüms GRG hatte nicht die erhofften Wirkungen auf die GKV-Ausgaben. So führten die Arzneimittelfestbeträge zwar bis 1991 zu jährlichen Einsparungen von 824 Millionen DM; diese wurden jedoch durch Preiserhöhungen für festbetragsfreie Präparate in Höhe von 935 Millionen DM von der Pharmaindustrie konterkariert. Zudem hatten sowohl der Sachverständigenrat für die Konzertierte Aktion im Gesundheitswesen (1994 umbenannt in Sachverständigenrat zur Begutachtung der Entwicklung im Gesundheitswesen) als auch die 1987 auf Antrag der SPD eingerichtete Enquete-Kommission des Bundestages zur Strukturreform der GKV aufgezeigt, dass sich das berufsständische Gliederungsprinzip der Krankenkassen gesellschaftspolitisch überlebt und zu schwerwiegenden ökonomischen Verwerfungen geführt hatte. Nach diesem Prinzip wurden Arbeiter der jeweiligen Pflichtkasse ihres Betriebes zugewiesen, während Angestellte zwischen der Pflicht- und einer Ersatzkasse wählen konnten. Das Risikogefälle zwischen den Krankenkassen in Bezug auf die Versicherten- beziehungsweise Mitgliederstruktur (Einkommen, Gesundheitszustand) hatte unterschiedliche Beitragssätze zwischen acht und 16 Prozent zur Folge. Es drohten Klagen beim Bundesverfassungsgericht gegen diese Ungleichbehandlung von Versicherten – mit großer Erfolgsaussicht. Zwar hatte Norbert Blüm seine Beamten bei der Arbeit am GRG eine Neuordnung des Finanzausgleichs unter den Krankenkassen prüfen lassen, dann aber davon Abstand genommen, um ein zusätzliches Konfliktfeld – auch in den eigenen Reihen – zu vermeiden.

Horst Seehofer begann gleich nach seinem Amtsantritt mit der Arbeit an einer GKV-Reform. Bereits im April 1992 hatte die Arbeitsgruppe Gesundheit der CDU/CSU-Bundestagsfraktion unter der Leitung ihres Sprechers Paul Hoffacker ein Thesenpapier mit dem Titel „Mehr marktwirtschaftliche Steuerungsinstrumente für das Gesundheitswesen" in Umlauf gebracht. Auf Basis dieses Papiers und anderer Vorarbeiten des BMG ging Seehofer mit den Gesundheitspolitikern der Koalitionsparteien Ende Mai 1992 in eine Arbeitsklausur. Deren Ergebnis waren Anfang Juni 1992 veröffentlichte „Eckpunkte zur Sicherung und Strukturverbesserung in der Krankenversicherung", die auf Preissenkungen bei Arzneimitteln, eine strikte einnahmenorientierte Budgetierung der GKV-Ausgaben (Grundlohnorientierung) und Anhebungen der von den Patienten zu leistenden Zuzahlungen abzielten. Eine wirkliche Veränderung von GKV-Strukturen wurde mit diesem Papier nicht angestrebt. Seehofer war klar, dass er eine solche Aufgabe angesichts der Mehrheitsverhältnisse im Bundesrat ohne eine Einigung mit der SPD nicht würde bewältigen können. Er sondierte in inoffiziellen Gesprächen mit dem stellvertretenden SPD-Fraktionsvorsitzenden Rudolf Dreßler Möglichkeiten einer Zusammenarbeit. Dreßler signalisierte grundsätzliche Bereitschaft. Allerdings sollte die Bundesregierung erst einmal einen Gesetzentwurf vorlegen, an dem man sich gemeinsam abarbeiten könnte. Die Bundesregierung präsentierte im Juli 1992 einen Referentenentwurf, der die oben genannten Eckpunkte in zwei Gesetzentwürfe packte. Die leistungsrechtlichen, im Bundesrat nicht zustimmungspflichtigen Teile wurden in einem Änderungsgesetz zum Sozialgesetzbuch („SGB-Änderungsgesetz") zusammengefasst, während die das Vertragsrecht und die Budgetierungen betreffenden Maßnahmen als „Gesundheitsstrukturgesetz" (GSG) eingebracht wurden.

> **„Fünf Zähne zahlt die Kasse nicht mehr"**
> Süddeutsche Zeitung, 8. Januar 1993

Ein Land, ein System

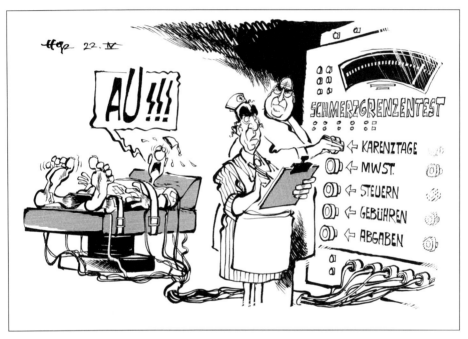

„Noch'n kleinen Dreh weiter, bisschen zurück wieder…"

Die SPD hatte ebenfalls Eckpunkte einer Gesundheitsreform entwickelt, die auf einer Klausurtagung der Fachleute aus der Bundestagsfraktion und der Fachminister der SPD-regierten Länder Anfang August 1992 in Düsseldorf verabschiedet wurden. In deren Mittelpunkt stand die Einführung der freien Kassenwahl für alle Versicherungsberechtigten, flankiert von einem abgestuften Risikostrukturausgleich unter den Kassen (RSA) auf zunächst regionaler, dann bundesweiter Ebene. Ein ähnliches Konzept hatte bereits die Arbeits- und Sozialministerkonferenz der Länder im Juni 1992 einstimmig verabschiedet. Außerdem trat die SPD für eine Reform der Krankenhausentgelte ein. Die tagesgleichen Pflegesätze und das Selbstkostendeckungsprinzip, das die vollständige Deckung der Krankenhauskosten aus öffentlichen Fördermitteln und den von den Krankenkassen zu zahlenden Pflegesätzen beinhaltete, sollten durch Fallpauschalen und Sonderentgelte ersetzt werden. Auch sollte die duale Finanzierung der Krankenhäuser – die Länder tragen die Investitionskosten, die Kassen die laufen-

Das beste Gesundheitswesen der Welt

„In der Gesundheitspolitik haben wir aus der Sicht als ehemalige DDR-Bürger eine merkwürdige Zeit hinter uns. Erst wurden uns das westdeutsche System der gesetzlichen Krankenversicherung und die davon finanzierten Versorgungsstrukturen ohne Wenn und Aber als das angeblich ‚beste Gesundheitswesen der Welt' verkauft und das gesamte DDR-Gesundheitswesen in seine Strukturen gepresst. Dann stellte sich heraus, dass dieses angeblich beste System der Welt selber einer gründlichen Reform bedurfte, um auch weiterhin bezahlbar zu bleiben."

Regine Hildebrandt,
Sozialministerin des Landes Brandenburg von 1990-1999

In: Aus Politik und Zeitgeschichte. Beilage zur
Wochenzeitschrift Das Parlament, Nr. 3/1994

den Betriebskosten – durch ein nur von den Kassen finanziertes System abgelöst werden. Ferner trat die SPD für Preisverhandlungen zwischen Krankenkassen und Arzneimittelherstellern ein, auf Basis einer Liste von erstattungsfähigen Arzneimitteln (Positivliste).

Aus diesen Eckpunkten wurde ein Entschließungsantrag verfasst, der am 9. September 1992 im Gesundheitsausschuss des Bundesrates angenommen und zwei Tage später im Bundestag gemeinsam mit dem Gesetzentwurf der Bundesregierung diskutiert wurde. In dieser Debatte wurde auch offiziell, was hinter den Kulissen bereits geklärt war. Seehofer machte der SPD und den Ländern ein Angebot zur Zusammenarbeit, das von der SPD-Fraktion akzeptiert wurde. Bereits drei Wochen später fand eine mittlerweile legendäre gemeinsame fünftägige Arbeitsklausur in Lahnstein statt. Dort konnte die SPD wichtige Punkte ihres Konzepts durchsetzen: die freie Kassenwahl, einen bundesweiten RSA unter den Kassen und die Einführung einer Positivliste für Arzneimittel. Die Koalitionsparteien konnten ihre Vorstellungen von einer bis 1995 befristeten grundlohnorientierten Budgetierung und die Anhebung von Zuzahlungen bei Arzneimitteln behaupten. Im Oktober formten Mitarbeiter des BMG, der Bundestagsfraktionen und der Länder aus diesen Eckpunkten einen Gesetzentwurf, der Ende Oktober 1992 von der politischen Ebene abschließend behandelt wurde. Am 9. Dezember wurde das GSG vom Bundestag, am 18. Dezember 1992 vom Bundesrat verabschiedet. Es konnte planmäßig am 1. Januar 1993 in Kraft treten.

Das GSG gilt heute noch aus mehreren Gründen als ein bahnbrechendes Gesetz. Mit der freien Kassenwahl und dem RSA wurden Grundlagen für eine moderne Wettbewerbsordnung im GKV-System geschaffen, die den Takt für weitere Reformen auch in den Vertragsbeziehungen zwischen Kassen und Leistungserbringern vorgaben. Es brachte den Einstieg in leistungsorientierte Vergütungssysteme für Ärzte und Krankenhäuser, erste Ansätze für integrierte Versorgungsformen sowie eine Stärkung der Hausärzte – Themen, die alle nachfolgenden Gesundheitsreformen bestimmen sollten. Dieses Gesetz bestätigte zudem eindrucksvoll das Primat der Politik. Man hatte aus dem partiellen Scheitern des GRG gelernt und das Gesetz so zügig durchgesetzt, dass die Lobbyverbände kaum Zeit hatten, einen effektiven Widerstand zu organisieren. Dies war vor allem das Verdienst der beiden politischen Protagonisten von Lahnstein, Horst Seehofer (CSU) und Rudolf Dreßler (SPD). Nicht umsonst wurde das GSG von Journalisten auch „Dreßlhofer"-Gesetz genannt. Alles in allem zeigte das GSG, dass wirkungsvolle Reformen im Gesundheitswesen nur durch eine große Sachkoalition von Unionsparteien und SPD beziehungsweise von Bund und Ländern zustande kommen können und möglichst schnell umgesetzt werden sollten, um der Lobby keine Chance zu geben.

Mit der Verabschiedung des Pflege-Versicherungsgesetzes im Frühjahr 1994 fand eine mehr als 20-jährige Debatte über die Absicherung des Pflegerisikos ihren Abschluss. Seit dem GRG gehörten zwar Leistungen für Schwerpflegebedürftige zu den Aufgaben der GKV, jedoch gab es keinen umfassenden Sozialversicherungsschutz für Personen, die ihren Alltag nicht mehr ohne fremde Hilfe und ständige Betreuung bewältigen konnten. Die mit dem GRG 1989 eingeführten Pflegeleistungen der Krankenkassen waren nur der erste Schritt zu einer alle Bürger einbeziehenden Pflegeversicherung. Die infolge des

Die Reformfibel

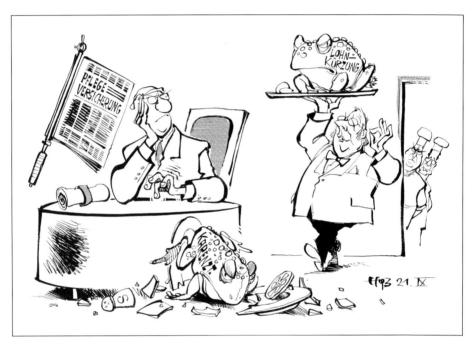

„Jetzt aber *wirklich* was ganz Leckeres!"

allgemeinen wirtschaftlichen und sozialen Fortschritts wachsende Zahl alter Menschen machte eine solche Institution ebenso notwendig wie die zunehmende Berufstätigkeit von Frauen und die Auflösung von Familien- und Nachbarschaftsstrukturen, die früher eine entsprechende Hilfe privat organisiert hatten. In anderen Ländern hatte man aus dieser alle modernen Gesellschaften prägenden Tendenz schon viel früher Konsequenzen gezogen. In den Niederlanden zum Beispiel legte 1968 das „Gesetz für besondere Krankheitskosten" (AWBZ) die Grundlage für eine in den Jahren danach systematisch ausgebaute Pflegeversicherung, wobei diese jedoch nicht nur Pflegeleistungen abdeckt, sondern auch die psychiatrische Versorgung und Hilfsmittel bei Verletzungen oder Behinderungen (Rollstuhl, Gehhilfe etc.) finanziert, die bei uns von der GKV getragen werden. In Deutschland war die Pflege bis dahin Privatsache oder, je nach individueller Lebenslage und Landesrecht, eine Aufgabe der Sozialhilfeträger. Die Kommunen sahen sich einer zunehmenden Belastung durch die Unterstützung pflegebedürftiger Menschen ausgesetzt. 1994, im letzten Jahr vor dem Start der gesetzlichen Pflegeversicherung, gaben die Sozialhilfeträger umgerechnet noch gut 9 Milliarden Euro für ambulante und stationäre Pflegeleistungen aus. Dieser Betrag hat sich bis heute auf etwa 3 Milliarden Euro reduziert.

Es gab eine breite politische Übereinstimmung, dass man das Pflegerisiko nicht mehr allein den Privathaushalten und den Sozialhilfeträgern aufbürden dürfte. Mit entscheidend für diesen Konsens war die Tatsache, dass sich auch mittlere und höhere Einkommensgruppen nicht mehr in der Lage sahen, die Pflege von Angehörigen aus eigener Kraft zu bewältigen. Differenzen gab es über die Finanzierung und den Träger der Absicherung dieses Risikos. Die CDU/CSU trat für eine Pflegeversicherungspflicht aller Bürger ein, wobei die in der Krankenversicherung geltende Trennung in eine gesetzliche und eine private Versicherung übernommen werden sollte. In der SPD herrschten zwei Meinungen vor: Die einen favorisierten eine solidarische Pflegeversicherung für alle Bürger, die anderen plädierten für ein steuerfinanziertes Leistungsgesetz. Für ein System staatlicher Leistungen traten insbesondere Landespolitiker der SPD wie Hessens Sozialminister Armin Clauß ein. Da hierfür aber keine politische Mehrheit in Sicht war, einigte man sich in der SPD auf eine Sozialversicherungslösung. Nach langwierigen Debatten verständigten sich Union und SPD Anfang 1994 auf ein Gesetz zur gesetzlichen Pflegeversicherung, das am 26. Mai 1994 verabschiedet werden konnte und die Pflegeversicherung als SGB XI neben der Rentenversicherung (SGB VI), der Arbeitslosenversicherung (SGB III), der Krankenversicherung (SGB V) und der Unfallversicherung (SGB VII) zur fünften Säule des Sozialversicherungssystems machte. Dieses Gesetz entsprach eher der ord-

> **„Die Alten bleiben die Dummen"**
> Süddeutsche Zeitung, 8. Januar 1993

nungspolitischen Linie der Union, vor allem mit der Trennung in eine soziale und eine private Pflegeversicherung. Die SPD konnte ihre Vorstellungen vor allem in die Leistungsgestaltung einbringen (zum Beispiel Pflege als Sachleistung).

Die Pflegeversicherung weist einige substanzielle Unterschiede zur GKV auf. Sie ist eine Pflichtversicherung, die unter dem Dach der GKV beziehungsweise der privaten Krankenversicherung in von den Krankenversicherungen getrennten Haushalten verwaltet wird. Bis 2008 wurde in der gesetzlichen Pflegeversicherung (auch soziale Pflegeversicherung, SPV, genannt) ein einheitlicher, paritätisch von Arbeitgebern und Versicherten zu zahlender Beitragssatz von 1,7 Prozent des beitragspflichtigen Einkommens erhoben (seit 1. Juli 2008 1,95 Prozent). Zur Entlastung der Arbeitgeber wurde durch Landesgesetze jeweils ein gesetzlicher Feiertag gestrichen. Dies führte zum Beispiel zur Abschaffung des Buß- und Bettages als gesetzlicher Feiertag in fast allen Ländern. Die Leistungen der SPV und der privaten Pflegeversicherung (PPV) sind weitgehend identisch. Sie werden auch in der SPV nicht nach dem „Vollkasko"-Prinzip gewährt, wie etwa die meisten Sachleistungen der GKV, sondern nur anteilig beziehungsweise als Festzuschuss. Müssen Pflegebedürftige Leistungen in Anspruch nehmen, die den Leistungsrahmen der SPV oder PPV übersteigen, werden diese privat oder, bei entsprechender Bedürftigkeit, von der Sozialhilfe getragen. Die gesetzliche Pflegeversicherung ist die wohl wichtigste sozialpolitische Neuerung der 1990er Jahre. Ihre Bedeutung wird angesichts der demografischen Entwicklung in den nächsten 20 bis 30 Jahren weiter wachsen. Auch bedarf es einer permanenten Anpassung ihrer Leistungen an sich verändernde Krankheitsbilder älterer Menschen. Das zeigt sich aktuell am Beispiel der Demenz, die seit 2008 mit dem Pflege-Weiterentwicklungsgesetz erstmals einen Leistungsanspruch begründet.

Der Abschied vom Ständestaat
Gesundheitsstrukturgesetz (GSG)
Gesetz zur Sicherung und Strukturverbesserung
der gesetzlichen Krankenversicherung
Verkündet: 29. Dezember 1992, in Kraft getreten: 1. Januar 1993

Konsequenzen für **Ärzte** (ambulanter Sektor)

- Die Ausgabenentwicklung wird an die Entwicklung der Grundlohnsumme (Summe der beitragspflichtigen Einkommen aller Mitglieder der Krankenkassen) angebunden.

- Die Zahl der zur vertragsärztlichen Versorgung zugelassenen Ärzte und Zahnärzte wird auf einen Versorgungsgrad von 110 Prozent (auf der Grundlage des Ist-Zustands am 31. Dezember 1990) begrenzt; ab 110 Prozent gilt ein Planungsbereich als gesperrt.
- Für die Kassenzulassung wird die Altersgrenze von 68 Jahren eingeführt.
- Die hausärztliche und fachärztliche Versorgung wird neu geregelt. Das bedeutet auch: Nach dem neu eingefügten Paragrafen 95 a SGB V müssen für die vertragsärztliche Versorgung zugelassene Ärzte eine Weiterbildung zum Facharzt vorweisen können. Hausärztlich tätige Allgemeinärzte müssen die Anerkennung zum „Facharzt für Allgemeinmedizin" erlangt haben.
- Die vertragsärztliche Vergütung wird auf Leistungskomplexhonorare umgestellt.
- Ein Arzneimittelbudget wird eingeführt. Es gilt kollektiv für die Ärzte einer KV. Die Ausgaben werden 1993 auf die Ausgaben der Kassen im Jahr 1991 begrenzt, für die neuen Bundesländer bilden ab 1994 die Ausgaben des 1. Halbjahres 1992 die Grundlage. Bei der Ausgestaltung sind Faktoren wie die Veränderung der Zahl und Altersstruktur der Versicherten, Veränderungen der Preise, Innovationen und Wirtschaftlichkeitsreserven zu berücksichtigen. Zusätzlich werden Richtgrößen im Arzneimittelsektor eingeführt: Arzneimittelbudgets können ausgesetzt werden, wenn je Arztgruppe indikations- oder wirkstoffgruppenbezogene Richtgrößen vereinbart werden.
- Eine Positivliste (Liste erstattungsfähiger Arzneimittel) soll eingeführt werden. Sie wird jedoch 1995 noch vor Inkrafttreten wieder zurückgenommen.
- Kassenärzte heißen jetzt Vertragsärzte.

Konsequenzen für **Krankenhäuser**

- Die Zuzahlung bei einem Krankenhausaufenthalt wird auf 11 DM/Tag (Ost: 8 DM) für maximal 14 Tage erhöht. Ab Januar 1994 gelten 12 DM (West) und 9 DM (Ost).
- Für den stationären Sektor wird von 1993 bis 1995 eine strikte Vergütungsbudgetierung mit jährlich festgelegten Zuwachsraten eingeführt.
- Das Prinzip der Selbstkostendeckung in der Krankenhausfinanzierung wird aufgegeben. Die tagesgleichen Pflegesätze werden schrittweise abgelöst durch leistungsorientierte Fallpauschalen (für die allgemeine stationäre Behandlung, Unterkunft und Verpflegung) und Sonderentgelte (für Operationskosten, Labor- und Arzneimittelkosten), die übrige Finanzierung durch einen Basispflegesatz (Servicekosten) und Abteilungspflegesätze für ärztliche und pflegerische Tätigkeiten ab 1996.
- Ambulante und stationäre Versorgung werden durch ambulantes Operieren verzahnt.
- Die Beteiligung des Bundes an den Krankenhausinvestitionen der neuen Länder wird auf zehn Jahre begrenzt.

Konsequenzen für **Krankenkassen**

- Bei den Krankenkassen wird der Wettbewerb eingeführt: Das bestehende System, demzufolge Arbeiter automatisch der Pflichtkasse ihres Betriebes zugewiesen werden, während Angestellte die Kasse wählen können, wird abgeschafft. Ab 1996 kann sich jeder Versicherte seine Krankenkasse selbst aussuchen.
- Die Verwaltungsausgaben der Krankenkassen werden budgetiert: Sie können zwischen 1993 und 1995 nur in dem Maße steigen, wie auch die beitragspflichtigen Einnahmen gestiegen sind.
- Freiwillig Versicherte können statt der Sachleistung auch die Kostenerstattung wählen.
- Die Kassen müssen die Kosten von Schutzimpfungen für Fernreisen nicht mehr übernehmen.
- Der bisherige Krankenschein wird durch die Krankenversicherungskarte ersetzt.
- Rentner, die in der Krankenversicherung der Rentner (KVdR) freiwillig versichert sind, zahlen den vollen Beitragssatz – auch auf Versorgungsbezüge und sonstige Einkommen (zum Beispiel Mieteinnahmen).
- Der kassenartenübergreifende Risikostrukturausgleich wird eingeführt.

Konsequenzen für **Versicherte**

- Versicherte müssen für alle Arzneimittel (auch mit Festbetrag) Zuzahlungen leisten. Diese sind nach Apothekenpreisen gestaffelt: bis 30 DM = 3 DM, bis 50 DM = 5 DM, über 50 DM = 7 DM pro Packung. Ab 1. Januar 1994 wird die Zuzahlung nach Packungsgröße gestaffelt (mit denselben Zuzahlungsbeträgen).
- Die Zuzahlung bei einem Krankenhausaufenthalt und bei stationären Kuren (inklusive Mütterkuren) wird auf 11 DM pro Tag (Ost: 8 DM) für maximal 14 Tage erhöht. Ab Januar 1994 gelten 12 DM (West) und 9 DM (Ost).
- Kieferorthopädische Leistungen für Erwachsene, „medizinisch nicht notwendiger" Zahnersatz und aufwendige prothetische Versorgungsformen werden aus dem Leistungskatalog der GKV gestrichen.
- Die Kosten von Schutzimpfungen für Fernreisen werden als Regelleistung gestrichen. Sie können als Satzungsleistung von den Krankenkassen weiterhin übernommen werden.
- Der Krankenschein wird durch die Krankenversicherungskarte ersetzt.
- Rentner, die in der Krankenversicherung der Rentner (KVdR) freiwillig versichert sind, zahlen den vollen Beitragssatz gemäß ihrer wirtschaftlichen Leistungsfähigkeit – also auch auf Versorgungsbezüge und sonstige Einkommen (zum Beispiel Mieteinnahmen).
- Freiwillig Versicherte können statt der Sachleistung auch die Kostenerstattung wählen.

Die fünfte Säule – mit Rissen errichtet
Pflege-Versicherungsgesetz (PflegeVG) – Gesetz zur sozialen Absicherung des Risikos der Pflegebedürftigkeit
Verkündet: 28. Mai 1994, in Kraft getreten: 1. Januar 1995

Konsequenzen für **Ärzte** (ambulanter Sektor)

Keine Auswirkung für den ambulanten Sektor.

Konsequenzen für **Krankenhäuser**

Keine Auswirkung für Krankenhäuser.

Konsequenzen für **Krankenkassen**

- Die soziale Pflegeversicherung als eigenständiger Zweig der Sozialversicherung wird eingeführt. Der Beitragssatz wird gesetzlich vorgegeben.
- Träger der sozialen Pflegeversicherung sind die neu gegründeten Pflegekassen. Ihre Aufgaben werden von den Krankenkassen wahrgenommen, die Leistungen und Beiträge der Pflegekassen sind allerdings getrennt von denen der Krankenkasse zu halten.
- Die Pflegekassen zahlen für ambulante Pflegeleistungen ab dem 1. April 1995, für stationäre Leistungen ab dem 1. Juli 1996.

Konsequenzen für **Versicherte**

- Die soziale Pflegeversicherung wird eingeführt.
- Versicherte können zwischen ambulanter und stationärer Pflege wählen. Neu eingerichtete Pflegekassen übernehmen ambulante Pflegeleistungen ab dem 1. April 1995, stationäre Leistungen ab dem 1. Juli 1996.
- Bei der stationären Pflege werden sämtliche Pflegekosten übernommen; die Versicherten zahlen bei den Lebenshaltungskosten einen Eigenanteil.
- Die monatlichen Leistungen bei der ambulanten Pflege werden je nach Pflegestufe gestaffelt (Pflegestufe I: 2.000 DM, Pflegestufe II: 2.500 DM, Pflegestufe III: 2.800 DM).
- Das monatliche Pflegegeld wird bei der häuslichen Pflege je nach Pflegestufe gestaffelt (Pflegestufe I: 400 DM, Pflegestufe II: 800 DM, Pflegestufe III: 1.300 DM).
- Pflegende Angehörige werden in die Renten- und Unfallversicherung einbezogen.
- Es gilt eine allgemeine Versicherungspflicht, auch für Selbstständige und Beamte. Für privat Versicherte gibt es die private Pflegeversicherung.

Wie entstehen GKV-Reformen?
Mechanismen der Gesetzgebung

Die faktisch in jeder Legislaturperiode durchgeführten Reformen der gesetzlichen Krankenversicherung (GKV) haben einen bestimmten Ablauf und sind von Kompromisszwängen geprägt, die aus den jeweiligen Mehrheitsverhältnissen und dem politischen System der Bundesrepublik erwachsen. Der Gesetzgebungsablauf erfolgt in mehreren Stufen.

Stufe 1: Festlegung der Inhalte eines Reformgesetzes

- Im Regierungsprogramm beziehungsweise in den Koalitionsvereinbarungen werden grobe Umrisse einer GKV-Reform skizziert.
- Danach erarbeitet eine Arbeitsgruppe von Gesundheitspolitikern der Regierungsparteien ein Papier mit den konkreten Eckpunkten des Reformgesetzes.
- Diese setzen die Beamten des Bundesministeriums für Gesundheit in einen Arbeitsentwurf eines Gesetzes um, der nach Maßgabe der Arbeitsgruppe zu einem Referentenentwurf überarbeitet wird. Er ist das erste offizielle Dokument des Gesetzgebungsverfahrens.
- Der Referentenentwurf geht in die Kabinettsabstimmung, wird eventuell noch einmal überarbeitet und dann als Regierungsentwurf in den Bundestag eingebracht.

Stufe 2: Parlamentarische Beratung

- Der Regierungsentwurf wird in erster Lesung im Bundestag diskutiert und zur weiteren Beratung an die Bundestagsausschüsse sowie an den Bundesrat verwiesen. Die Federführung hat der Ausschuss für Gesundheit.
- Zu diesem Zeitpunkt werden gegebenenfalls auch offizielle Gespräche mit der Opposition über eine Beteiligung an dem Gesetz geführt. Das geschieht vor allem dann, wenn der Gesetzentwurf im Rahmen der konkurrierenden Gesetzgebung die Zuständigkeiten der Länder berührt (Artikel 74 Grundgesetz).
- Der Gesundheitsausschuss führt öffentliche Anhörungen von Verbänden und Experten durch, holt die Stellungnahmen der anderen beteiligten Ausschüsse ein und gibt Empfehlungen zur Modifizierung des Gesetzentwurfs ab. Diese Phase der Gesetzgebung ist die eigentlich entscheidende. Bislang ist noch kein Regierungsentwurf ohne substanzielle Änderungen aus den Ausschussberatungen hervorgegangen.

Stufe 3: Beschlussfassung in Bundestag und Bundesrat

- Die Ausschussempfehlungen werden in den Regierungsentwurf eingearbeitet, der anschließend dem Bundestag zur Beschlussfassung und dem Bundesrat zur Beratung zugeleitet wird.
- Im Bundesrat geben zunächst die beteiligten Ausschüsse Empfehlungen ab. Diese werden mit der Mehrheit der Stimmen der Länder beschlossen, wobei jedes Land pro Ausschuss eine Stimme hat.
- Der Bundestag entscheidet in 2. und 3. Lesung über den Gesetzentwurf und leitet ihn zur abschließenden Zustimmung an den Bundesrat weiter.
- Das Bundesratsplenum entscheidet auf Basis der Empfehlungen seiner Ausschüsse über den Regierungsentwurf. Dabei haben die Länder je nach Einwohnerzahl unterschiedliche Stimmengewichte: Länder mit mehr als sechs Millionen Einwohnern verfügen über je sechs Stimmen (Baden-Württemberg, Bayern, Niedersachsen, Nordrhein-Westfalen), mit mehr als fünf Millionen Einwohnern über je fünf Stimmen (Hessen), Länder mit Einwohnerzahlen zwischen zwei und fünf Millionen haben je vier Stimmen (Berlin, Brandenburg, Rheinland-Pfalz, Sachsen, Sachsen-Anhalt, Schleswig-Holstein, Thüringen) und unter zwei Millionen je drei Stimmen (Bremen, Hamburg, Mecklenburg-Vorpommern, Saarland). Jedes Bundesland muss seine Stimmen einheitlich abgeben. Für Beschlüsse ist mindestens die absolute Mehrheit der Ja-Stimmen erforderlich; derzeit sind das 35 Stimmen. Enthaltungen wirken wie Ablehnungen.
- Wird der Gesetzentwurf vom Bundesrat abgelehnt, gibt es zwei Möglichkeiten: Handelt es sich um einen Gesetzentwurf, der nicht der ausdrücklichen Zustimmung des Bundesrates bedarf, kann er vom Bundestag mit der „Kanzlermehrheit" (Mehrheit der Abgeordnetensitze) dennoch durchgesetzt werden. Benötigt der Gesetzentwurf jedoch die Zustimmung des Bundesrates, ist er gescheitert, es sei denn, der Vermittlungsausschuss wird angerufen. Dieser setzt sich aus je acht Vertretern des Bundestages und des Bundesrates zusammen. Die Entscheidung des Vermittlungsausschusses ist endgültig.

13. Legislaturperiode: 1994–1998
Das Ende der Ära Kohl

Die Bundestagswahlen von 1994 bestätigten die Kohl-Kinkel-Regierung. In der Gesundheitspolitik wurde jedoch die folgende 13. Legislaturperiode geprägt vom Zerfall des Lahnstein-Konsenses, der das Gesundheitsstrukturgesetz (GSG) hervorgebracht hatte und auch beim Pflege-Versicherungsgesetz (PflegeVG) zum Tragen kam. Es gab zwar nach wie vor zwischen den Gesundheits- und Sozialpolitikern der Union und der SPD eine für gemeinsame Reformprojekte ausreichende Schnittmenge. Jedoch hatte sich die FDP im Koalitionsvertrag zusichern lassen, dass solche großen Sachkoalitionen nun ihrer ausdrücklichen Genehmigung bedürften. Ihr gesundheitspolitischer Sprecher Jürgen Möllemann sorgte dafür, dass alle Ansätze einer Zusammenarbeit nach dem Muster von Lahnstein scheiterten, die zulasten der FDP-Klientel im Gesundheitswesen gegangen war. Die FDP ging aber nach dem 1992 erfolgten Rücktritt ihrer populären Galionsfigur Hans-Dietrich Genscher schweren Zeiten entgegen. In einigen Ländern wurde sie von den Wählern aus den Landtagen geworfen. Auch bundesweite Umfragen brachten sie immer näher an die Fünf-Prozent-Grenze. Die Wende kam mit den Landtagswahlen in Baden-Württemberg im März 1996, die der FDP einen überraschenden Stimmenzuwachs brachten. Das bestätigte die FDP in ihrer kompromisslosen Haltung, keine großen Sachkoalitionen in der Gesundheitspolitik zuzulassen.

Die Folge war eine reformpolitische Lähmung. Bereits im Mai 1995 war es zu einer schweren Verstimmung zwischen Union und SPD gekommen, als Seehofers Staatssekretär Baldur Wagner dem Vorsitzenden des Bundesverbandes der Pharmazeutischen Industrie Hans Rüdiger Vogel zum 60. Geburtstag eine Tüte mit der geschredderten Positivliste überreichte. Zuvor hatte sich das Bundesgesundheitsministerium unter Seehofer bei der Erstellung der Liste, die ein wesentliches Element des Kompromisses von Lahnstein war, schon sehr schwergetan. Die SPD verstand das Geburtstagsgeschenk als eine Absage an weitere gemeinsame Projekte und ging im Bundesrat zu einer Blockadepolitik über. Seehofer organisierte zunächst einen runden Tisch mit den Verbänden im Gesundheitswesen im Gästehaus der Bundesregierung auf dem Petersberg bei Bonn. Diese „Petersberger Gespräche" hatten als einziges Ziel, Zeit zu gewinnen. Seehofer scheiterte danach 1996 mit seinem an Lahnstein anknüpfenden, den SPD-Vorstellungen aber nicht weit genug entgegenkommenden Gesetz zur Weiterentwicklung der Strukturreform in der gesetzlichen Krankenversicherung („GKV-Weiterentwicklungsgesetz") ebenso wie mit dem Entwurf eines Krankenhaus-Neuordnungsgesetzes. Die SPD-regierten Länder brachten über den Bundesrat ihren Entwurf

> „Tricksen auf Kosten der Versicherten"
> Süddeutsche Zeitung, 2. November 1996

Das Ende der Ära Kohl

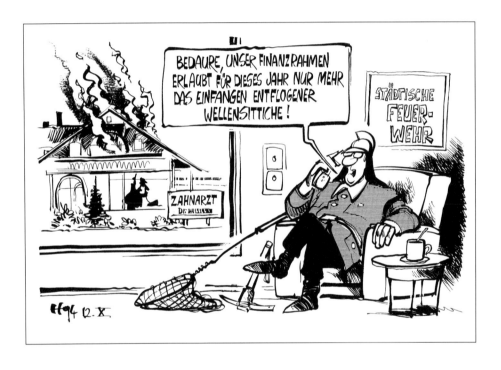

eines zweiten Gesundheitsstrukturgesetzes (GSG II) ein, das erwartungsgemäß im Bundestag keine Mehrheit fand. Die Folge dieses gesundheitspolitischen Patts zwischen Bundesrat und Bundestag war eine „Patchwork"-Politik der Bundesregierung von mehreren Gesetzen, die keiner Zustimmung des Bundesrates bedurften und über kurzfristige Kostendämpfungsmaßnahmen nicht hinausgingen. Zwar sahen einige Kommentatoren in den mit dem 2. GKV-Neuordnungsgesetz 1997 eingeführten Strukturverträgen in der vertragsärztlichen Versorgung (§ 73a SGB V) erste Ansätze einer Flexibilisierung der ambulanten Versorgung. Jedoch lagen darin eher theoretische als praktische Möglichkeiten, weil diese Verträge nach wie vor an die Zustimmung der Kassenärztlichen Vereinigung gebunden waren und deshalb kaum zur Anwendung kamen.

Minister Seehofer als Vorruheständler

„Für mich waren die letzten Monate ungeheuer einfach. Ich musste weder denken noch arbeiten. Ich musste nur abwarten, was die FDP entwickelt, dies übernehmen und habe mich bei der FDP auch bedankt, weil dies ein erfreulicher Beitrag zur Humanisierung meines eigenen Arbeitslebens war. So können wir weitermachen. Es ist eine sehr angenehme Geschichte, als Minister bezahlt zu werden und als Vorruheständler zu arbeiten."

Horst Seehofer,
Bundesgesundheitsminister, im September 1996 zur Blockadehaltung des Koalitionspartners FDP bei der Entstehung der GKV-Neuordnungsgesetze

Das einzige gemeinsam von der Bundesregierung und den Ländern getragene Gesetz war das Ende März 1998 verabschiedete GKV-Finanzstärkungsgesetz (GKV-FG). Die ostdeutschen Krankenkassen waren in eine schwere wirtschaftliche Schieflage geraten. Der Einigungsvertrag hatte in der GKV eine Trennung der Rechtskreise in Ost und West bis zu dem Zeitpunkt verfügt, an dem sich die Lebensverhältnisse in den neuen Ländern denen im Westen angeglichen haben. Daraus folgte unter anderem ein in Ost und West getrennter Risikostrukturausgleich. Dieser führte wegen des niedrigen Lohnniveaus (geringere Einnahmebasis) in den ostdeutschen Ländern einerseits und sich immer mehr dem westdeutschen Niveau anpassenden GKV-Ausgaben andererseits zu erheblichen Defiziten, insbesondere bei den Regionalkassen. Das GKV-FG reagierte auf diese Entwicklung mit einem gesamtdeutschen Finanzkraftausgleich und einer Erweiterung der Möglichkeiten der Krankenkassen, zur Vermeidung von Beitragssatzerhöhungen Kredite aufzunehmen. Eine nachhaltige Lösung der Probleme war dies jedoch nicht.

Alles in allem waren die Jahre von 1995 bis 1998 in der Gesundheitspolitik eine weitgehend verlorene Zeit. Während das GSG und das PflegeVG praktische Beispiele dafür sind, dass gesundheits- und sozialpolitische Reformen nur bei einem breiten politischen Konsens nachhaltig sind, bilden die danach bis 1998 verabschiedeten Gesetze eine negative Bestätigung dieser Erfahrung. Das politische Klima war geprägt durch die öffentliche Debatte über einen „Reformstau" und verhärtete Fronten zwischen der schwarz-gelben Bundesregierung und der rot-grünen Opposition, die ihre Mehrheit im Bundesrat für sich nutzte. Die Ära Kohl befand sich am Ende dieser Legislaturperiode in einem Zustand der Stagnation.

Der Einstieg in die Pauschale
Bundespflegesatzverordnung (BPflV)
Verordnung zur Regelung der Krankenhauspflegesätze
Verkündet: 7. Oktober 1994, in Kraft getreten: 1. Januar 1995

Konsequenzen für **Ärzte** (ambulanter Sektor)

- Keine Auswirkung für den ambulanten Sektor.

Konsequenzen für **Krankenhäuser**

- Die neue, ab dem 1. Januar 1995 geltende Bundespflegesatzverordnung führt nach Vorgaben des GSG zur Ausgabenbremsung im Krankenhaussektor 73 Fallpauschalen und 147 Sonderentgelte ein, mit denen rund 20 Prozent aller Leistungen im Krankenhaus abgedeckt werden. Dabei vergüten Fallpauschalen die allgemeinen Krankenhausleistungen einschließlich Unterkunft, Verpflegung sowie vor- und nachstationärer Behandlung für einen Behandlungsfall. Mit Sonderentgelten werden einzelne Leistungskomplexe eines Behandlungsfalls vergütet, etwa die Operationskosten, Labor- und Arzneimittelkosten.

Konsequenzen für **Krankenkassen**

- Ein neues Entgeltsystem für die Vergütung von Krankenhausleistungen wird eingeführt. Anstelle des Selbstkostendeckungsprinzips wird künftig leistungsorientiert anhand von Fallpauschalen, Sonderentgelten, Abteilungs- und Basispflegesätzen vergütet.

Konsequenzen für **Versicherte**

- Keine Auswirkung für die Versicherten.

Reformen im Krebsgang – ein Schritt vor ...
Beitragsentlastungsgesetz (BeitrEntlG)
Gesetz zur Entlastung der Beiträge in der gesetzlichen Krankenversicherung
Verkündet: 7. November 1996, in Kraft getreten: 1. Januar 1997

Konsequenzen für **Ärzte** (ambulanter Sektor)

- Keine Auswirkung für den ambulanten Sektor.

Konsequenzen für **Krankenhäuser**

- Das Krankenhausbudget wird für drei Jahre (von 1997 bis 1999) um jährlich ein Prozent gekürzt. Hintergrund dieser Maßnahme: Die Kliniken sollen Kosten senken, indem sie ihre Akutbetten nicht länger mit Pflegepatienten „fehlbelegen".

Konsequenzen für **Krankenkassen**

- Die Kassen werden gesetzlich verpflichtet, ihre Beitragssätze auf dem Stand von 1996 einzufrieren und zum 1. Januar 1997 um 0,4 Prozentpunkte zu senken.
- Das Krankengeld wird von 80 auf 70 Prozent des Bruttodurchschnittseinkommens der letzten zwölf Monate (Regelentgelt) gesenkt; es darf dabei 90 Prozent des Nettoarbeitsentgelts nicht übersteigen.
- Leistungen zur primären Prävention, die erst 1989 mit § 20 SGB V eingeführt wurden, werden wieder gestrichen. Stattdessen sollen Krankenkassen jetzt nur noch bei der Verhütung arbeitsbedingter Gesundheitsgefahren mit der gesetzlichen Unfallversicherung (Berufsgenossenschaften und Unfallkassen) zusammenarbeiten.

Konsequenzen für **Versicherte**

- Die GKV-Beitragssätze werden um 0,4 Prozentpunkte gesenkt.
- Das Krankengeld wird von 80 auf 70 Prozent des Bruttoentgelts und maximal 90 Prozent des Nettoentgelts gekürzt.

- Die Zuzahlung bei Arzneimitteln wird packungsgrößenbezogen um je 1 DM auf 4, 6 und 8 DM erhöht.
- Der Kassenanteil beim Brillengestell wird gestrichen (bisher 20 DM alle drei Jahre).
- Maßnahmen zur primären Prävention (§ 20 SGB V) dürfen die Krankenkassen nicht mehr anbieten.
- Versicherte, die nach 1978 geboren wurden, erhalten für Zahnersatz grundsätzlich keinen Kassenzuschuss mehr.
- Implantatgestützter Zahnersatz darf von den Krankenkassen nicht mehr bezuschusst werden.
- Bei „Maßnahmen der medizinischen Vorsorge und Rehabilitation" (Kur) wird die Regeldauer von vier auf drei Wochen gekürzt und der Mindestabstand zwischen zwei Kuren von drei auf vier Jahre verlängert. Die tägliche Zuzahlung wird von 12 DM (West) beziehungsweise 9 DM (Ost) auf 25 DM (West) beziehungsweise 20 DM (Ost) erhöht. Je Woche der Rehabilitationsmaßnahme werden zwei Urlaubstage angerechnet.

... noch zwei Schritte vor
1. und 2. GKV-Neuordnungsgesetz (1. und 2. NOG)
Erstes und zweites Gesetz zur Neuordnung von Selbstverwaltung und Eigenverantwortung in der gesetzlichen Krankenversicherung
Verkündet: 30. Juni 1997, in Kraft getreten: 1. Juli 1997

Konsequenzen für **Ärzte** (ambulanter Sektor)

- Es werden Strukturverträge (§ 73a SGB V) eingeführt, in denen die Kassen mit der KV außerhalb der Gesamtvergütung für ihre Versicherten Verträge mit Hausärzten und Praxisnetzen schließen können.
- Kassen können einzeln oder kassenübergreifend Modellvorhaben durchführen.
- Die Kompetenzen des Bundesausschusses der Ärzte und Krankenkassen werden erweitert. Er soll zukünftig nicht nur neue, sondern auch bereits bestehende ambulante Verfahren evaluieren.
- Die Großgeräteplanung, die zwischen 1982 und 1997 zur Kostendämpfung im deutschen Gesundheitswesen beitragen sollte, wird aufgehoben. Standorte für bestimmte, besonders teure medizinische Geräte sollten zahlenmäßig begrenzt werden. Eine entsprechende Verordnung wurde vom BMG nie fertiggestellt.
- Statt der bislang gültigen Arznei- und Heilmittelbudgets werden ab 1998 arztgruppenspezifische Richtgrößen eingeführt.

- Vertragsärzte sollen Praxisassistenten einstellen können (der Leistungsumfang darf sich dadurch nicht wesentlich erhöhen; als wesentlich definierte der Bundesausschuss drei Prozent mehr als in den vier Quartalen vor Zulassung des neuen Kollegen; faktisch möglich ist das Jobsharing ab April 1998).
- Statt der bisherigen Budgetierung der Gesamtvergütung, die entsprechend den Arbeitnehmereinkommen wächst, sollen den Ärzten für erbrachte Leistungen feste Honorare (Punktwerte) per Vertrag zugesichert werden, sofern das Gesamtvolumen der von ihnen abgerechneten Leistungen eine Obergrenze (Regelleistungsvolumen) nicht übersteigt.
- Die bisherigen Zulassungsbeschränkungen für Ärzte werden gelockert.
- Ärzte, Zahnärzte und Krankenhäuser werden verpflichtet, den Patienten die Kosten der von ihnen in Anspruch genommenen Leistungen und die damit verbundenen Ausgaben der Krankenkassen schriftlich mitzuteilen, wenn diese es wünschen.

Konsequenzen für **Krankenhäuser**

- Keine Auswirkung für Krankenhäuser.

Konsequenzen für **Krankenkassen**

- Erhöht eine Kasse ihren Beitragssatz, erhöhen sich für die Versicherten dieser Kasse alle Zuzahlungen. Jede Erhöhung des Beitragssatzes um jeweils 0,1 Prozentpunkte führt zu einer Anhebung der Zuzahlungen um jeweils 1 DM, bei prozentualen Zuzahlungen um jeweils einen Prozentpunkt.
- Im Fall von Beitragssatzerhöhungen ihrer Kasse erhalten Versicherte ein Sonderkündigungsrecht.
- Die zumutbare Belastung durch Zuzahlungen (Arzneimittel, Krankenhaus, Heil- und Hilfsmittel, Kuren etc.) wird für alle Versicherten einheitlich auf zwei Prozent des Einkommens begrenzt (bisher vier Prozent für Versicherte mit Einkommen oberhalb der Beitragsbemessungsgrenze).
- Eine Härtefallregelung für chronisch Kranke wird eingeführt. Ihre Zuzahlungen werden nach Ablauf des ersten Jahres der Behandlung auf ein Prozent der jährlichen Bruttoeinnahmen begrenzt.
- Neue Instrumente der Beitragsgestaltung wie Beitragsrückerstattung, Selbstbehalt und Kostenerstattungsregelungen für alle Versicherten (auf freiwilliger Basis) werden eingeführt.
- Das außerordentliche Kündigungsrecht für Versicherte wird erweitert. Sie können ihre Kasse ohne Wartezeit wechseln, wenn diese Änderungen bei ihren freiwilligen Leistungen vornimmt (hinzufügt oder streicht).
- Die Krankenkassen können durch Satzungsbestimmung zusätzliche Leistungen nur unter der Bedingung anbieten, dass die Beiträge dafür allein von den Mitgliedern (ohne Arbeitgeberzuschuss) aufgebracht werden.

Konsequenzen für **Versicherte**

- Die zumutbare Belastung durch Zuzahlungen (Arzneimittel, Krankenhaus, Heil- und Hilfsmittel, Kuren etc.) wird für alle Versicherten einheitlich auf zwei Prozent des Einkommens begrenzt (bislang vier Prozent für Versicherte mit Einkommen oberhalb der Beitragsbemessungsgrenze).
- Eine Härtefallregelung für chronisch Kranke wird eingeführt. Ihre Zuzahlungen werden nach Ablauf des ersten Jahres der Behandlung auf ein Prozent der jährlichen Bruttoeinnahmen begrenzt.
- Versicherte erhalten ein Sonderkündigungsrecht im Fall von Beitragssatzerhöhungen ihrer Kasse. Bislang war eine Kündigung nur anlassbezogen (zum Beispiel Arbeitgeberwechsel) und nur zum Jahresende möglich.
- Erhöht eine Kasse ihren Beitragssatz, erhöhen sich für die Versicherten dieser Kasse alle Zuzahlungen. Jede Erhöhung des Beitragssatzes um jeweils 0,1 Prozentpunkte führt zu einer Anhebung der Zuzahlungen um jeweils 1 DM, bei prozentualen Zuzahlungen um jeweils einen Prozentpunkt.
- Die Zuzahlung bei Fahrkosten wird von 20 auf 25 DM erhöht.
- Die Zuzahlung bei Arzneimitteln steigt auf 9, 11 beziehungsweise 13 DM (bisher: 4, 6 und 8 DM).
- Die Krankenhauszuzahlung steigt pro Tag auf 17 DM (West) und 14 DM (Ost) (bisher: 12 und 9 DM).
- Die Zuzahlung bei Heilmitteln wird von zehn auf 15 Prozent erhöht.
- Die Versicherten erhalten mehr Wahlfreiheit durch neue Instrumente der Beitragsgestaltung wie Beitragsrückerstattung, Selbstbehalt und Kostenerstattungsregelungen (auf freiwilliger Basis).
- Für einige Hilfsmittel (zum Beispiel Kompressionsstrümpfe, Einlagen, Bandagen) wird eine Zuzahlung von 20 Prozent eingeführt.
- Zuzahlungen sollen im Zweijahresrhythmus an die Entwicklung des Durchschnittslohns (Jahresarbeitsentgeltgrenze) dynamisch angepasst werden, erstmals zum 1. Juli 1999.
- Von 1997 bis 1999 wird ein „Krankenhaus-Notopfer" von jeweils 20 DM zur Finanzierung der Instandhaltungsinvestitionen der Krankenhäuser eingeführt.
- Das außerordentliche Kündigungsrecht für Versicherte wird erweitert. Sie können nun auch bei Veränderungen bei den Satzungsleistungen ihrer Kasse ohne Wartezeit wechseln.
- Die Kassen übernehmen die Kosten für eine zusätzliche Untersuchung von Kindern nach Vollendung des zehnten Lebensjahres zur Früherkennung von Krankheiten, die ihre körperliche oder geistige Entwicklung gefährden.
- Für kieferorthopädische Behandlungen von Jugendlichen wird das Kostenerstattungsprinzip eingeführt.
- Ab 1. Januar 1998 wird das Kostenerstattungsprinzip mit Festzuschüssen für Zahnersatz statt des prozentualen Zuschusses der Krankenkassen eingeführt.

Die Abrechnung der prothetischen Leistungen erfolgt anschließend zwischen Zahnarzt und Versichertem auf Basis der Gebührenordnung für Zahnärzte.
- Für Versicherte ab dem 18. Lebensjahr werden zahnärztliche Individualprophylaxemaßnahmen (beispielsweise Schmelzhärtung und Keimzahlsenkung) eingeführt.
- (Zahn-)Ärzte und Krankenhäuser müssen die Kosten der von ihnen in Anspruch genommenen Leistungen und die damit verbundenen Ausgaben der Krankenkassen den Patienten auf Wunsch schriftlich mitteilen.

Wirkung: ungenügend
GKV-Finanzstärkungsgesetz (GKV-FG)
Gesetz zur Stärkung der Finanzgrundlagen der gesetzlichen Krankenversicherung in den neuen Ländern
Verkündet: 27. März 1998, in Kraft getreten: 28. März 1998

Konsequenzen für **Ärzte** (ambulanter Sektor)

- Keine Auswirkung für den ambulanten Sektor.

Konsequenzen für **Krankenhäuser**

- Keine Auswirkung für Krankenhäuser.

Konsequenzen für **Krankenkassen**

- Ein fünfjähriges Sanierungs- und zehnjähriges Entschuldungsprogramm sollen die Finanz- und Vermögenssituation der Krankenkassen konsolidieren. Um Beitragserhöhungen in den neuen Ländern zu vermeiden, können Kassen Darlehen aufnehmen.
- Die kasseninterne finanzielle Hilfe in besonderen Notlagen kann nun auch west-ost-übergreifend für kasseninterne Beitragsausgleiche durchgeführt werden.
- Von 1999 bis 2001 wird der gesamtdeutsche RSA mittels eines Finanzkraftausgleichs eingeführt, der die durchschnittlichen Beitragssatzniveaus der GKV-West und GKV-Ost angleichen soll.

Konsequenzen für **Versicherte**

- Keine Auswirkung für die Versicherten.

14. Legislaturperiode: 1998–2002
Rot-grüner Aufbruch?

SPD und Bündnis 90/Die Grünen gewannen die Bundestagswahl 1998 und bildeten unter dem Bundeskanzler Gerhard Schröder eine Koalition. Beide Parteien hatten im Wahlkampf versprochen, die von der Kohl-Regierung verfügten Leistungskürzungen in der gesetzlichen Krankenversicherung (GKV) rückgängig zu machen. Außerdem sollte eine Strukturreform der GKV in die Wege geleitet werden, für die die SPD mit dem Gesundheitsstrukturgesetz II (GSG II) bereits 1996 eine Vorlage geliefert hatte. Entgegen den Erwartungen übernahm jedoch nicht der SPD-Politiker Rudolf Dreßler das Gesundheitsministerium (BMG), sondern die auf diesem Gebiet unerfahrene sozialpolitische Sprecherin der Grünen Andrea Fischer. Unmittelbar nach der Regierungsbildung ließ sie das „GKV-Solidaritätsstärkungsgesetz" erarbeiten, das vor allem Wahlversprechen einlösen sollte und zum Beispiel die Zahnersatzleistungen für nach 1978 Geborene wieder in den Leistungskatalog der GKV aufnahm. Dieses Gesetz benötigte keine Zustimmung des Bundesrates und konnte am 1. Januar 1999 in Kraft treten.

Danach erarbeiteten die Gesundheitspolitiker der Koalitionsparteien Eckpunkte eines „GKV-Gesundheitsreformgesetzes 2000", die im März 1999 vorlagen und anschließend vom BMG in einen ersten Arbeitsentwurf umgesetzt wurden. Die Arbeit an diesem Gesetz stand unter ungünstigen Vorzeichen. Zum einen wurde das Arbeitsklima unter den Koalitionsparteien durch persönliche Reibereien zwischen Rudolf Dreßler und Andrea Fischer belastet. Zum anderen gab es keine Chance für eine Mehrheit im Bundesrat, da die SPD in den meisten von ihr geführten Landesregierungen entweder mit der CDU oder der FDP koalierte und diese Länder sich deshalb der Stimme enthielten. Einige der von der SPD in ihrem GSG-II-Entwurf von 1996 angestrebten Reformen konnten daher nicht oder nur in Ansätzen im GKV-Gesundheitsreformgesetz 2000 untergebracht werden, zum Beispiel die Einführung von Fallpauschalen in Krankenhäusern und die Förderung integrierter Versorgungsformen. Im Leistungsrecht konnte man hingegen die rot-grünen Vorstellungen durchsetzen, unter anderem mit der (Wieder-)Einführung der Gesundheitsförderung als Pflichtleistung der Kassen, der Förderung von Selbsthilfegruppen und Leistungsverbesserungen bei Zahnersatz.

> „Andrea Fischer will Ärzte entlasten"
> Süddeutsche Zeitung, 26. November 1999

In einem Punkt kam es aber doch zu einer gemeinsam vom Bund und den Ländern getragenen Reform. Das GKV-Finanzstärkungsgesetz von 1998 hatte sich mit seiner Beschränkung des gesamtdeutschen Risikostrukturausgleichs (RSA) auf den Finanzkraftausgleich als unzureichend erwiesen. Damit wurden

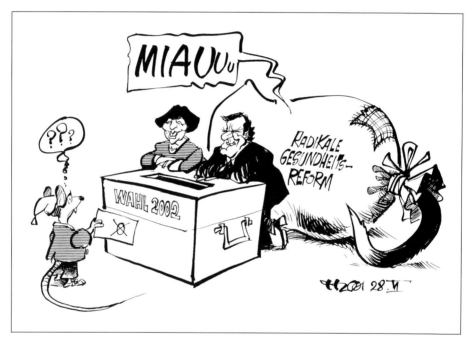

„Ehrlich! Wir hören nichts!"

zwar die Auswirkungen des Einkommensgefälles zwischen Ost und West auf die Beitragseinnahmen der Krankenkassen kompensiert, nicht jedoch die durch ihre ungünstige Altersstruktur entstehenden größeren gesundheitlichen Risiken der ostdeutschen Versicherten mit entsprechend höheren Behandlungskosten. Auch die von der CDU geführten Regierungen in den neuen Ländern setzten sich für die Aufhebung der Rechtskreistrennung in der GKV und die Realisierung eines uneingeschränkt bundesweiten RSA ein. Diese Punkte wurden aus dem GKV-Gesundheitsreformgesetz 2000 ausgegliedert und in ein eigenes Gesetz gefasst, das „Gesetz zu Rechtsangleichung in der gesetzlichen Krankenversicherung".

Anfang Januar 2001 musste der Landwirtschaftsminister Karl-Heinz Funke (SPD) im Zusammenhang mit dem BSE-Skandal zurücktreten. Der anschließenden Kabinettsumbildung fiel auch Gesundheitsministerin Andrea Fischer zum Opfer. Das um die Zuständigkeit für Verbraucherschutz erweiterte Landwirtschaftsministerium ging an die Grünen, die Renate Künast mit seiner Leitung betrauten. Das BMG übernahm Ulla Schmidt, die sich zuvor in der SPD-Fraktion Verdienste bei der Umsetzung der Rentenreform („Riester-Rente") erworben hatte. Ihr Auftrag war, in der Gesundheitspolitik bis zu den Wahlen 2002 erst einmal für Ruhe zu sorgen. Sie organisierte runde Tische mit den wichtigsten Verbänden im Gesundheitswesen und realisierte kleinere Projekte wie die Einführung des Wohnortprinzips in der vertragsärztlichen Versorgung, das den Finanzausgleich zwischen den Kassenärztlichen Vereinigungen neu regelte. Hinzu kamen Gesetze, durch die die Verwaltungsausgaben der Krankenkassen befristet eingefroren, der Kollektivregress der Kassenärzte für die Einhaltung des Arzneimittelbudgets abgeschafft sowie eine Nullrunde für Ärzte, Zahnärzte und Krankenhäuser verfügt wurden.

Von langfristiger Bedeutung war nur das Ende 2001 verabschiedete Gesetz zur Reform des 1994 eingeführten RSA. Dieser hatte zwar die Möglichkeiten zur Risikoselektion deutlich eingeschränkt, bot den Kassen aber immer noch Ansätze, um sich Wettbewerbsvorteile zu verschaffen. Mehrere wissenschaftliche Untersuchungen zeigten, dass vor allem die Definition der Morbiditätsrisiken anhand der Kriterien Alter und Geschlecht unzulänglich war und immer noch zu viele Möglichkeiten für einen Kassenwettbewerb über Risikoselektion bot. Da relativ gesunde Versicherte generell eine höhere Bereitschaft zum Kassenwechsel zeigen als chronisch Kranke, war innerhalb des GKV-Systems eine Schieflage entstanden zwischen den großen „Versorgerkassen" (AOK, DAK, Barmer) mit einer relativ ungünstigen Versichertenstruktur und zumeist kleineren Kassen, die ihre Unternehmenspolitik auf die Anwerbung junger und gesunder Mitglieder ausrichteten. Die rot-grüne Koalition wollte diese Wettbewerbsverzerrungen mit einem direkten Morbiditätsbezug des RSA beseitigen. Sie wurde darin auch von einigen CDU-geführten Landesregierungen unterstützt, insbesondere in Ostdeutschland. Das „Gesetz zur Reform des Risikostrukturausgleichs in der gesetzlichen Krankenversicherung" (RSA-Reformgesetz) war aber im Bundesrat nur durchsetzbar mit der Maßgabe, dass die zu seiner praktischen Umsetzung erforderliche Rechtsverordnung des BMG der Zustimmung des Bundesrates bedurfte.

Mit dem RSA-Reformgesetz wurde auch eine flächendeckende Umsetzung von Disease-Management-Programmen (DMP) ermöglicht, in denen Krankenkassen die Versorgung chronisch Kranker mit ausgewählten Vertragsärzten nach vertraglich vereinbarten Qualitätsmaßstäben einer evidenzbasierten Medizin durchführen können. Die dafür anfallenden Ausgaben werden im RSA berücksichtigt, wobei zunächst nur DMPs für die Behandlung von Diabetes mellitus, koronaren Herzkrankheiten, Asthma und Brustkrebs eingeführt wurden. Obwohl das hinter den DMPs stehende Konzept internationale Anerkennung genießt, stießen sie bei Teilen der Ärzteschaft auf Kritik („Kochbuchmedizin"). Dahinter standen jedoch eher Vorurteile und die Angst vor Statusverlust bei Nichtteilnahme an einem DMP als fundierte fachliche Einwände.

Die unionsgeführten Landesregierungen von Baden-Württemberg, Bayern und Hessen reichten später gegen das RSA-Reformgesetz beim Bundesverfassungsgericht eine Normenkontrollklage ein, scheiterten damit jedoch auf ganzer Linie. Das Bundesverfassungsgericht erklärte in einem Beschluss vom 18. Juli 2005 nicht nur das Gesetz zur Reform des Risikostrukturausgleichs in der gesetzlichen Krankenversicherung nach Inhalt und Zustandekommen für verfassungskonform, sondern beschrieb in der Urteilsbegründung den morbiditätsorientierten RSA (Morbi-RSA) als ein für einen funktionierenden Wettbewerb in der GKV unverzichtbares Instrument. Das war für die weitere Gesetzgebung zum RSA und zur GKV-Finanzierung eine wegweisende Aussage. Die Gegner des RSA hatten es nunmehr sehr schwer, Sachargumente gegen den Morbi-RSA ins Feld zu führen.

Und wieder zwei Schritte zurück
GKV-Solidaritätsstärkungsgesetz (GKV-SolG)
Gesetz zur Stärkung der Solidarität in der gesetzlichen Krankenversicherung
Verkündet: 28. Dezember 1998, in Kraft getreten: 1. Januar 1999

Konsequenzen für **Ärzte** (ambulanter Sektor)

- Die Anhebung der ärztlichen Vergütung (Gesamtvergütung) wird für 1999 an die Entwicklung der beitragspflichtigen Einnahmen von 1998 gekoppelt. Eine

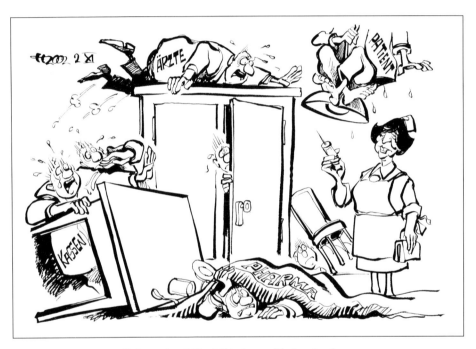

Schwester Ulla bittet zur Blutentnahme

Erhöhung der Honorarsumme um 0,6 Prozent kann für Vergütungen vereinbart werden, die im Rahmen von vor dem 30. November 1998 geschlossenen Strukturverträgen über neue Versorgungsformen gezahlt werden.
- Bei der zahnärztlichen Versorgung gibt es jetzt zwei Budgets. Das Budget für Zahnersatz und Kieferorthopädie wird gegenüber 1997 um fünf Prozent reduziert, das für konservierend-chirurgische Zahnbehandlung auf die Höhe des Vergütungsvolumens von 1997 festgeschrieben.
- Die Budgetierung bei Arznei- und Heilmitteln wird weitergeführt (ursprünglich war sie bis 1998 begrenzt). Als Budget gilt der um 7,5 Prozent angehobene Betrag des Budgets für 1996.
- Der am 31. Dezember 1997 geltende Einheitliche Bewertungsmaßstab für vertragszahnärztliche prothetische Leistungen und die dazu geltenden Gesamtverträge, die für das Jahr 1998 ausgesetzt waren, treten wieder in Kraft.

Konsequenzen für **Krankenhäuser**

- Das mit dem 2. NOG eingeführte Krankenhaus-Notopfer von 20 Euro je Mitglied wird rückwirkend ab 1998 nicht mehr erhoben. Die Kliniken behalten den Anspruch auf einen Zuschlag von 1,1 Prozent zu den Pflegesätzen, um Instandhaltungskosten abzudecken.
- Die Erhöhung der Ausgaben für die Krankenhäuser wird für 1999 auf die Zunahme der beitragspflichtigen Einnahmen im Jahr 1998 (gegenüber dem Vorjahr) begrenzt.

Konsequenzen für **Krankenkassen**

- Die 1997 mit dem 1. NOG eingeführte automatische Anhebung von Zuzahlungen für die Versicherten bei einer Beitragssatzerhöhung ihrer Kasse entfällt.
- Die Ausgaben für Arznei-, Verband- und Heilmittel, den Krankenhausbereich, die ärztliche Vergütung und die zahnärztliche Versorgung werden budgetiert. Die Arznei-, Verband- und Heilmittelbudgets entsprechen dem um 7,5 Prozent erhöhten Budgetbetrag von 1996. Die Erhöhung der Ausgaben bei Honorarverträgen mit Ärzten, Krankenhäusern sowie den Anbietern von Krankentransporten und zahntechnischen Leistungen wird für 1999 an die Entwicklung der beitragspflichtigen Einnahmen von 1998 gekoppelt. Eine Erhöhung des Honorars um 0,6 Prozent kann für Vergütungen vereinbart werden, die im Zuge der vor dem 30. November 1998 geschlossenen Strukturverträge über neue Versorgungsformen gezahlt werden.
- Bei der zahnärztlichen Versorgung gibt es jetzt zwei Budgets. Das Budget für Zahnersatz und Kieferorthopädie wird gegenüber 1997 um fünf Prozent reduziert, das für konservierend-chirurgische Zahnbehandlung auf die Höhe des Vergütungsvolumens von 1997 festgeschrieben.
- Die 1997 eingeführte Option auf Gestaltungsleistungen wie Beitragsrückgewähr, Kostenerstattung oder Selbstbehalt wird auf freiwillig Versicherte beschränkt.

- Das Sonderkündigungsrecht der Versicherten bei Veränderungen von Satzungsleistungen wird aufgehoben, das Sonderkündigungsrecht für den Fall einer Beitragssatzerhöhung bleibt hingegen erhalten.
- Das Regelwerk zur Absenkung von Arzneimittelfestbeträgen wird vereinfacht.
- Das mit dem 2. NOG eingeführte Krankenhaus-Notopfer von 20 Euro je Mitglied wird rückwirkend ab 1998 nicht mehr erhoben.

Konsequenzen für **Versicherte**

- Kieferorthopädische Behandlungen bei Versicherten unter 18 Jahren erfolgen wieder als Sachleistung (entgegen der Regelung des 2. NOG). Der vom Versicherten zu leistende Eigenanteil in Höhe von 20 Prozent bei einem Kind und zehn Prozent für jedes weitere Kind unter 18 Jahren wird von der Kasse erstattet, sofern die Behandlung in dem durch den Behandlungsplan bestimmten medizinisch erforderlichen Umfang abgeschlossen ist.
- Die Zahnersatzleistung für nach 1978 Geborene wird wieder in den Leistungskatalog der GKV (als Sachleistung) aufgenommen. Das Festzuschusskonzept wird aufgegeben, Versicherte zahlen wieder 50 Prozent der medizinisch notwendigen Kosten. Mehrleistungen muss der Versicherte mit dem Zahnarzt auf Grundlage der privaten zahnärztlichen Gebührenordnung abrechnen.
- Wer als finanzieller Härtefall eingestuft wird, erhält Zahnersatz, ohne einen Eigenanteil leisten zu müssen. Die Überforderungsklausel regelt, dass die Kasse den vom Versicherten zu tragenden Anteil übernimmt, wenn dieser das Dreifache der Differenz zwischen den monatlichen Bruttoeinnahmen zum Lebensunterhalt und der maßgebenden Härtefallgrenze übersteigt.
- Die Bonusregelung bei Zahnersatz wird umgekehrt. Der Eigenanteil des Versicherten erhöht sich um zehn beziehungsweise 15 Prozent, wenn der Nachweis für die jährliche Vorsorge (Bonusheft) nicht erbracht werden kann.
- Die Option auf Tarifwahl wie Beitragsrückgewähr, Kostenerstattung oder Selbstbehalt wird für Pflichtversicherte wieder gestrichen und auf freiwillig Versicherte beschränkt. Versicherungspflichtige, die bis Ende 1998 Kostenerstattung gewählt und zeitgleich eine private Zusatzversicherung zur Risikoabdeckung der Differenz abgeschlossen haben, können diesen Vertrag mit der PKV kündigen.
- Die Zuzahlungen für Medikamente und Heilmittel werden packungsgrößenbezogen auf 8, 9 und 10 DM (bisher: 9, 11, 13 DM) gesenkt.
- Für chronisch Kranke, die wegen derselben Krankheit in Dauerbehandlung sind und im ersten Jahr der Erkrankung Zuzahlungen in Höhe von mindestens einem Prozent des Einkommens geleistet haben, entfallen ab dem zweiten Jahr die weiteren Zuzahlungen zu Fahrkosten, Arznei-, Verband- und Heilmitteln für die Dauer der Behandlung.
- Der im 1. NOG eingeführte Mechanismus von höheren Zuzahlungen bei Beitragssatzerhöhungen einer Kasse entfällt.

- Das Krankenhaus-Notopfer von 20 DM je Versicherten wird rückwirkend ab 1998 gestrichen.
- Das Sonderkündigungsrecht der Versicherten bei Veränderungen von Satzungs- oder Ermessensleistungen ihrer Krankenkasse wird gestrichen.
- Die Zuzahlungspflicht von 10 DM je Sitzung bei psychotherapeutischer Behandlung entfällt.

Ohne Bundesrat geht's auch – aber nicht alles
GKV-Gesundheitsreformgesetz 2000 (GKVRefG2000)
Gesetz zur Reform der gesetzlichen Krankenversicherung ab dem Jahr 2000
Verkündet: 29. Dezember 1999, in Kraft getreten: 1. Januar 2000

Konsequenzen für **Ärzte** (ambulanter Sektor)

- Der Gesetzgeber legt Rahmenbedingungen für den Aufbau der Integrierten Versorgung fest. Krankenkassen dürfen nun Verträge mit einzelnen beziehungsweise Gruppen von Leistungserbringern und Krankenhäusern abschließen, die solche integrierten Versorgungsformen anbieten.
- Zwischen hausärztlicher und fachärztlicher Versorgung wird stärker unterteilt; die hausärztliche Tätigkeit wird gefördert. Die Gesamtvergütung wird in einen hausärztlichen und einen fachärztlichen Teil getrennt. Das geschieht anhand der jeweiligen regionalen Versorgungssituation.
- Zum zweiten Mal wird versucht, eine Positivliste einzuführen (sie wird mit dem GMG 2004 wieder gestrichen).
- Dem Hausarzt wird eine Lotsenfunktion zugewiesen. Kassen können in ihrer Satzung bestimmen, welche Facharztgruppen ohne Überweisung in Anspruch genommen werden können.
- Die ambulanten Behandlungsmöglichkeiten in Krankenhäusern werden ausgeweitet, insbesondere das ambulante Operieren.

Konsequenzen für **Krankenhäuser**

- Der Gesetzgeber legt Rahmenbedingungen für den Aufbau der Integrierten Versorgung fest. Krankenkassen dürfen nun Verträge mit einzelnen beziehungsweise Gruppen von Leistungserbringern und Krankenhäusern abschließen, die solche integrierten Versorgungsformen anbieten.
- Die stationäre Versorgung wird in die Vorgabe der Beitragssatzstabilität einbezogen.

- Ein Gesetz für ein umfassendes leistungsorientiertes pauschalierendes Preissystem (Fallpauschalensystem), das zum 1. Januar 2003 in Kraft treten soll, wird vorbereitet.
- Die ambulanten Behandlungsmöglichkeiten in Krankenhäusern werden ausgeweitet, um stationäre Aufnahmen zu vermeiden.
- Wirtschaftlichkeitsprüfungen in Krankenhäusern durch die Kassen beziehungsweise den MDK werden intensiviert. Das Gesetz regelt, dass bei der Budgetvereinbarung auch budgetmindernde Tatbestände (Fehlbelegung, Kostenstrukturvergleiche von Krankenhäusern) zu berücksichtigen sind.
- Der Bundesausschuss der Ärzte und Krankenkassen wird ermächtigt, unwirksame Untersuchungs- und Behandlungsmethoden im Krankenhaus anhand der aktuellen Studienlage zu identifizieren und diese per Richtlinie aus dem Leistungskatalog der Krankenkassen auszuschließen.
- Kliniken mit selbstständigen, fachärztlich geleiteten psychiatrischen Abteilungen dürfen psychisch schwer kranke Patienten ambulant behandeln.
- Die zeitliche Begrenzung der Instandhaltungspauschale wird aufgehoben. Mit dieser Pauschale finanzieren die Krankenkassen die großen Instandhaltungsmaßnahmen der Krankenhäuser. Von 1997 an – zunächst befristet bis 2000 – erfolgte die Finanzierung der Instandhaltung durch einen auf drei Jahre befristeten Zuschlag von 1,1 Prozent zum Krankenhausbudget (insgesamt zirka 1 Milliarde DM jährlich). Der Budgetzuschlag wurde in diesem Zeitraum über einen jährlichen Sonderbeitrag der Krankenkassenmitglieder in Höhe von 20 DM (Krankenhaus-Notopfer) refinanziert.

Konsequenzen für **Krankenkassen**

- Vergleichbar mit den Leistungen zur Gesundheitsförderung von 1989 bis 1996 werden Maßnahmen zur primären Prävention (zum Beispiel Rückengymnastik oder Ernährungsberatung) sowie die Förderung von Selbsthilfegruppen, -organisationen und -kontaktstellen wieder in den Leistungskatalog der GKV aufgenommen. Die Leistungen für Prävention sollen 5 DM pro Kassenmitglied betragen.
- Die bislang freiwillige Förderung von Selbsthilfegruppen wird verpflichtend. Die Fördersumme für Selbsthilfeorganisationen wird auf 1 DM je Versicherten und Jahr festgelegt.
- Die Förderbeiträge der Kassen für Prävention und Selbsthilfeförderung werden jährlich entsprechend der prozentualen Veränderung der monatlichen Bezugsgröße (Durchschnittseinkommen) dynamisiert.
- Die Kassen erhalten die gesetzliche Grundlage zur Einführung von Bonusprogrammen für Versicherte, die an Hausarztmodellen teilnehmen. Sie können in ihrer Satzung bestimmen, welche Facharztgruppen ohne Überweisung in Anspruch genommen werden können. Die Höhe des Bonus richtet sich nach den erzielten Einsparungen.

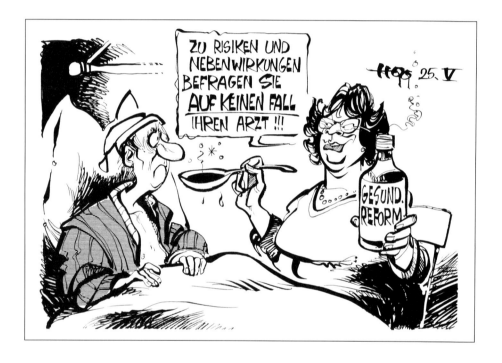

- Der Gesetzgeber legt Rahmenbedingungen für den Aufbau der Integrierten Versorgung fest. Krankenkassen dürfen nun Verträge mit einzelnen beziehungsweise Gruppen von Leistungserbringern und Krankenhäusern abschließen, die solche integrierten Versorgungsformen anbieten.
- Modellvorhaben zur Verbraucher- und Patientenberatung werden aufgebaut. Die Spitzenverbände der Krankenkassen stellen eine Fördersumme von jährlich 10 Millionen DM zur Verfügung.
- Die zeitliche Begrenzung der Instandhaltungspauschale für Krankenhäuser wird aufgehoben. Mit dieser Pauschale finanzieren die Krankenkassen die großen Instandhaltungsmaßnahmen der Häuser. Von 1997 an – zunächst befristet bis zum Jahr 2000 – erfolgt die Finanzierung durch einen Zuschlag von 1,1 Prozent zum Krankenhausbudget (insgesamt zirka 1 Milliarde DM jährlich). Der Zuschlag wird über einen jährlichen Sonderbeitrag der Krankenkassenmitglieder in Höhe von 20 DM (Krankenhaus-Notopfer) refinanziert.

Konsequenzen für **Versicherte**

- Die Option, anstelle der Sachleistung die Kostenerstattung zu wählen, wird wieder abgeschafft und – wie seit dem GSG 1993 – auf freiwillig Versicherte begrenzt.
- Die starre dreiwöchige Regeldauer von Reha-Maßnahmen weicht einer indikationsabhängigen Dauer.
- Die tägliche Zuzahlung für stationäre Reha-Maßnahmen (Kur) wird auf 17 DM (West) und 14 DM (Ost) gesenkt (bisher: 25 DM im Westen und 20 DM im Osten).
- Leistungen zur Gesundheitsförderung werden wieder eingeführt (zum Beispiel Präventionskurse, die den 1997 mit dem Beitragsentlastungsgesetz abgeschafften Leistungen vergleichbar sind).
- Chronisch kranke Kinder erhalten bei ambulanten Vorsorgeleistungen (Bäderkur) einen erhöhten Zuschuss von bis zu 30 DM je Kalendertag (bisher: 15 DM).
- Die Soziotherapie für psychisch Schwerkranke wird in den Leistungskatalog der GKV aufgenommen. Die Leistung ist auf 120 Stunden innerhalb von drei Jahren befristet.
- Die für Erwachsene 1997 eingeführten zahnärztlichen individualprophylaktischen Leistungen werden wegen Ineffektivität wieder abgeschafft.
- Alle Versicherten (Kinder und Erwachsene) haben Anspruch auf Versorgung mit Zahnersatz. Die Versorgung erfolgt als Sachleistung. Die Beschränkung der Versorgung auf Kunststoffverblendungen wird aufgehoben. Das Festzuschusskonzept wird gestrichen, Versicherte müssen grundsätzlich 50 Prozent der Kosten der vertragszahnärztlichen Versorgung selbst finanzieren.
- Die Zahnprophylaxe für Jugendliche zwischen zwölf und 16 Jahren durch Reihenuntersuchungen in Schulen (Gruppenprophylaxe) mit Fluoridierungsmaßnahmen wird ausgebaut.

- Für privat Versicherte wird die Rückkehr in die GKV erschwert: Ehegatten, die zuvor privat versichert waren, können sich für die Dauer des Mutterschutzes sowie des Erziehungsurlaubs nicht über die Mitgliedschaft des gesetzlich versicherten Ehegatten mitversichern. Privat Versicherte ab 55 Jahre können auch bei Aufnahme einer geringfügigen Beschäftigung oder Wechsel in eine abhängige Beschäftigung nicht in die GKV wechseln, wenn sie in den letzten fünf Jahren nicht gesetzlich versichert waren. Dies gilt auch für die Ehegatten von privat Versicherten.

Disease Management: Evidenz statt Eminenz
Gesetz zur Reform des Risikostrukturausgleichs
in der gesetzlichen Krankenversicherung
Verkündet: 14. Dezember 2001, in Kraft getreten: 1. Januar 2002

Konsequenzen für **Ärzte** (ambulanter Sektor)

- Für Versicherte, die an strukturierten Behandlungsprogrammen für chronisch Kranke (DMP) teilnehmen, werden im RSA höhere standardisierte Leistungsausgaben berücksichtigt.
- Der Beitragsbedarf der Kassen im RSA wird auf der Grundlage direkter Morbiditätsmerkmale der Versicherten bestimmt.

Konsequenzen für **Krankenhäuser**

- Keine Auswirkung für Krankenhäuser.

Konsequenzen für **Krankenkassen**

- Für besonders ausgabenintensive Versicherte, die Kosten von mehr als 20.450 Euro jährlich verursachen, richten die Kassen einen Risikopool ein. Berücksichtigungsfähig sind die Ausgaben für Krankenhausbehandlung, Arznei- und Verbandmittel, Krankengeld, Sterbegeld und (ab 2003) nicht ärztliche Leistungen der ambulanten Dialyse.
- Für Versicherte, die an strukturierten Behandlungsprogrammen für chronisch Kranke (DMP) teilnehmen, erhalten die Kassen im RSA höhere standardisierte Zuwendungen.
- Mit der Reform des RSA wird festgelegt, dass der kassenartenübergreifende RSA ab spätestens 2007 um eine Morbiditätsorientierung erweitert werden soll.

Konsequenzen für **Versicherte**

- Keine Auswirkung für die Versicherten.

Ein kleiner Wurf
Pflege-Qualitätssicherungsgesetz (PQsG)
Gesetz zur Qualitätssicherung und zur Stärkung
des Verbraucherschutzes in der Pflege
Verkündet: 12. September 2001, in Kraft getreten: 1. Januar 2002

Konsequenzen für **Ärzte** (ambulanter Sektor)

- Keine Auswirkung für den ambulanten Sektor.

Konsequenzen für **Krankenhäuser**

- Keine Auswirkung für Krankenhäuser.

Konsequenzen für **Krankenkassen**

- Die Pflegekassen sollen Pflegebedürftige und ihre Angehörigen durch verstärkte Beratung und Information in die Lage versetzen, ihre Rechte wirksam wahrzunehmen. Dies geschieht beispielsweise dadurch, dass die Kassen Vergleichslisten erstellen können, die Angaben über Leistungen und Preise von Pflegediensten und Pflegeheimen enthalten.
- Pflegekassen werden verpflichtet, Pflegeschulungen auch im häuslichen Umfeld anzubieten. Sie können sich an kommunalen Beratungsangeboten beteiligen.

Konsequenzen für **Versicherte**

- Pflegebedürftige und ihre Angehörigen sollen durch verstärkte Beratung und Information in die Lage versetzt werden, ihre Rechte wirksam wahrzunehmen.
- Pflegekassen werden verpflichtet, Pflegeschulungen auch im häuslichen Umfeld anzubieten.
- Bei häuslicher Pflege durch einen Pflegedienst muss ein schriftlicher Pflegevertrag abgeschlossen werden.

Mehr Geld für Demenzkranke – ein Symbol
Pflegeleistungs-Ergänzungsgesetz (PflEG) – Gesetz zur Ergänzung der Leistungen bei häuslicher Pflege von Pflegebedürftigen mit erheblichem Betreuungsbedarf
Verkündet: 20. Dezember 2001, in Kraft getreten: 1. Januar 2002

Konsequenzen für **Ärzte** (ambulanter Sektor)

- Keine Auswirkung für den ambulanten Sektor.

Konsequenzen für **Krankenhäuser**

- Keine Auswirkung für Krankenhäuser.

Konsequenzen für **Krankenkassen**

- Die Pflegekasse zahlt ab 2003 Versicherten, die eine Pflege mit erheblichem Betreuungsbedarf benötigen, bei häuslicher Pflege bis zu 460 Euro pro Kalenderjahr als Finanzhilfe.
- Pflegekassen müssen die Beratungsangebote für Schwerpflegebedürftige erweitern. Sie sollen beratende Hilfen im häuslichen Bereich unter anderem durch zusätzliche Hausbesuche ausbauen.
- Die Ende 2001 auslaufende Übergangsregelung, nach der die Pflegekassen bei teilstationärer und vollständiger Pflege neben den Aufwendungen für die Grundpflege und die soziale Betreuung auch die Aufwendungen für die Leistungen der medizinischen Behandlungspflege übernehmen, wird um drei Jahre bis Ende 2004 verlängert.
- Die Regelung über pauschale Leistungsbeträge bei stationärer Pflege wird um drei Jahre bis zum 31. Dezember 2004 verlängert. Die Erstattungssätze bleiben bestehen (1.023 Euro in Pflegestufe I, 1.279 Euro in Pflegestufe II und 1.432 Euro in Pflegestufe III sowie 1.688 Euro in Härtefällen).

Konsequenzen für **Versicherte**

- Pflegebedürftige mit erheblichem Betreuungsbedarf können ab 2003 bei häuslicher Pflege bis zu 460 Euro pro Kalenderjahr als Finanzhilfe in Anspruch nehmen.
- Die Beratungsangebote für diesen Personenkreis werden erweitert. Beratende Hilfen im häuslichen Bereich werden unter anderem durch zusätzliche Hausbesuche ausgebaut.

15. Legislaturperiode: 2002–2005
Schröder unter Druck

Nach ihrem knappen Sieg bei den Bundestagswahlen 2002 stand die rot-grüne Koalition vor schwierigen Problemen. Die Zahl der Arbeitslosen näherte sich der Fünf-Millionen-Grenze und die deutsche Wirtschaft stand unter einem verschärften globalen Wettbewerbsdruck. Bereits bei der Kabinettsbildung zog Bundeskanzler Schröder daraus Konsequenzen, indem er die Arbeitsmarkt- und Wirtschaftspolitik in einem Ministerium zusammenfasste und dieses Wolfgang Clement (SPD) anvertraute, zuvor Ministerpräsident von Nordrhein-Westfalen. Ulla Schmidt übernahm auch das Sozialressort und wurde Ministerin für Gesundheit und Soziales. Schröder reagierte auf die wirtschaftlichen Probleme mit seiner im März 2003 im Bundestag präsentierten „Agenda 2010". Sie brachte in Form der „Hartz-Gesetze" vor allem arbeitsmarktpolitische Reformen, die auch innerhalb der SPD sehr umstritten waren. Eine zentrale politische Leitlinie der Agenda 2010 war die Senkung der Lohnnebenkosten in Form von Sozialversicherungsbeiträgen. Diese waren auf über 42 Prozent der Bruttolohnkosten gestiegen und sollten unter 40 Prozent gesenkt werden. Das war eine rein symbolische Vorgabe, für die es keine empirische Begründung gab. Bereits 1997 hatte der Sachverständigenrat zur Begutachtung der Entwicklung im Gesundheitswesen darauf hingewiesen, dass die Behauptung, die Sozialversicherungsabgaben beeinträchtigten als Lohnnebenkosten die Wettbewerbsfähigkeit der deutschen Wirtschaft, ohne empirische Fundierung ist. Dennoch beherrscht diese Behauptung bis heute den sozial- und wirtschaftspolitischen Diskurs.

Auch die Gesundheitspolitik blieb von diesen Entwicklungen nicht unberührt. Ulla Schmidt legte im Februar 2003 die mit Bündnis 90/Die Grünen abgestimmten Eckpunkte zur Modernisierung des Gesundheitswesens vor. Sie wurden im April in einen ersten Gesetzentwurf auf Arbeitsebene gegossen und im Mai als Referentenentwurf vom Kabinett abgesegnet. Es schlossen sich informelle Gespräche mit der Opposition über eine mögliche Zusammenarbeit an. Diese verliefen grundsätzlich positiv, allerdings unter der 1992 beim Gesundheitsstrukturgesetz auch von der SPD gestellten Bedingung, dass die Regierungsparteien erst einmal einen Gesetzentwurf in den Bundestag einbringen. Zur Beschleunigung des Verfahrens wurde der Kabinettsentwurf in einen Fraktionsentwurf von SPD und Bündnis 90/Die Grünen umgewandelt, der im Juni 2003 in erster Lesung vom Bundestag verabschiedet wurde. Hätte es sich um einen Regierungsentwurf gehandelt, hätte zeitgleich der Bundesrat eingeschaltet werden müssen und der Gesetzgebungsprozess wäre dadurch verzögert worden.

Leitgedanke dieses Gesetzentwurfs war, die Versorgungsqualität im Gesundheitswesen und die Effizienz der Mittelverwendung nachhaltig zu verbessern. Dieses Ziel sollte vor allem mit einem Ausbau der Kompetenzen der gemeinsamen Selbstverwaltung von Kassen und Leistungserbringern in einem neu gestalteten, auch die Krankenhäuser in die Verantwortung nehmenden Gemeinsamen Bundesausschuss (GBA) erreicht werden. Der Gesetzentwurf sah vor, wissenschaftlich abgesicherte Kosten-Nutzen-Bewertungen medizinischer und pharmakologischer Innovationen zur Grundlage für die von den Krankenkassen getragenen Leistungen zu machen und so den international bewährten Grundsatz der evidenzbasierten Medizin in der gesetzlichen Krankenversicherung (GKV) zu verankern. Für diese Aufgabe sollte der GBA nach dem Vorbild

---

Namen sind nicht Schall und Rauch

Die mittlerweile etablierten Medizinischen Versorgungszentren, deren Einführung im GKV-Modernisierungsgesetz beschlossen wurde, kamen auf Umwegen zu ihrem Namen. Im ersten Arbeitsentwurf des Gesetzes war noch von „Gesundheitszentren" die Rede. Bei einigen Unionspolitikern stieß dieses Wort aber auf Widerstand, weil sie darin einen Bezug zu den gleichnamigen fachübergreifenden ambulanten Einrichtungen mit angestellten Ärzten sahen, in die die ehemaligen DDR-Polikliniken auf Initiative der 2001 verstorbenen brandenburgischen Sozialministerin Regine Hildebrandt umgewandelt wurden.

Der damalige CDU-Ministerpräsident
Wolfgang Böhmer gab darauf BMG-Beamten die Empfehlung:
„Sie sind doch intelligente Leute, Ihnen fällt bestimmt
ein anderes Wort für Gesundheitszentren ein."

---

des NICE-Instituts (NICE – National Institute for Health and Clinical Excellence) des britischen National Health Service von einem wissenschaftlichen Institut beraten werden. Die Patientenverbände sollten in die Beratungen des GBA einbezogen werden, jedoch ohne über ein eigenes Stimmrecht zu verfügen. Ein weiteres Ziel war, die Versorgungsstrukturen effizienter zu gestalten: durch eine Stärkung von integrierten Versorgungsformen (Stichwort: „Gesundheitszentren") sowohl innerhalb der ambulanten Versorgung als auch von Arztpraxen und Krankenhäusern. Außerdem sollten die Arzthonorare transparenter werden und sich am durchschnittlichen Leistungsvolumen beziehungsweise der Patientenstruktur der Arztpraxen orientieren („Regelleistungsvolumina").

Die Vergütung von stationären Behandlungen sollte ebenfalls geändert werden. Geplant war, das alte, mit starken Fehlanreizen (unter anderem lange Verweildauern) verbundene System tagesgleicher Pflegesätze endgültig auf diagnosebezogene Fallpauschalen (DRG) umzustellen. Die dafür erforderliche Revision der Bundespflegesatzverordnung bedurfte allerdings der Zustimmung der Länder beziehungsweise des Bundesrates.

Eine Reform der GKV-Finanzierung wurde in diesem rot-grünen Gesetzentwurf nicht ins Auge gefasst. Ulla Schmidt beschränkte sich darauf, die GKV von versicherungsfremden Leistungen wie Mutterschafts- und Erziehungsgeld zu entlasten, die aus dem Bundeshaushalt finanziert werden sollten. Der dafür erforderliche Betrag von 4,5 Milliarden Euro sollte aus der Tabaksteuer bestritten werden. Grundlegende Fragen der GKV-Finanzierung sollte eine von der Bundesregierung eingesetzte Expertenkommission unter dem Ökonomen Bernd Rürup beantworten. Sie sollte die Finanzierung des gesamten Sozialleistungssystems auf den Prüfstand stellen und Reformvorschläge entwickeln. Die GKV-Finanzierung sollte erst danach Gegenstand einer Reform werden. Darin war man sich mit der Union einig, die eine eigene Kommission mit dem gleichen Arbeitsauftrag unter der Leitung von Altbundespräsident Roman Herzog eingesetzt hatte.

Die Regierungs- und die Oppositionsparteien nutzten die Sommerpause zur Entwicklung gemeinsamer Eckpunkte einer Gesundheitsreform. Sprecher der Union war der frühere Gesundheitsminister Horst Seehofer. Die Länder wurden mit jeweils drei SPD- und Unionspolitikern eingebunden. Anfangs war auch die FDP mit dabei, sie stieg aber nach zwei Sitzungen aus den Gesprächen aus. Ende August 2003 legte diese Arbeitsgruppe gemeinsame Eckpunkte vor. Die SPD konnte ihre Vorstellungen zur Qualitätssicherung und evidenzbasierten Medizin durchsetzen. Der GBA sollte professionalisiert werden, einen erweiterten Aufgabenbereich erhalten und Patientenverbände in seine Beratungen einbeziehen. Zur wissenschaftlichen Unterstützung insbesondere in der Kosten-Nutzen-Bewertung medizinischer Innovationen sollte das Institut für Qualität und Wirtschaftlichkeit im Gesundheitswesen (IQWiG) gegründet werden. Außerdem sahen die Eckpunkte Möglichkeiten zur Gründung von Medizinischen Versorgungszentren und andere Maßnahmen zur Förderung integrierter Versorgungsformen vor. Die Union konnte unter anderem ihre Vorstellungen von einer Neuregelung der Selbstbeteiligung der Patienten durchsetzen. Sie beabsichtigte, auf alle Leistungen Zuzahlungen von zehn Prozent der Kosten, jedoch von maximal 10 Euro, zu erheben. Die Zuzahlungen sollten sozial verträglich gestaltet werden und deshalb im Jahr zwei Prozent des jährlichen Haushaltseinkommens (bei chronisch Kranken ein Prozent) nicht überschreiten. Das führte unter anderem zu der umstrittenen Praxisgebühr von

Die Reformfibel

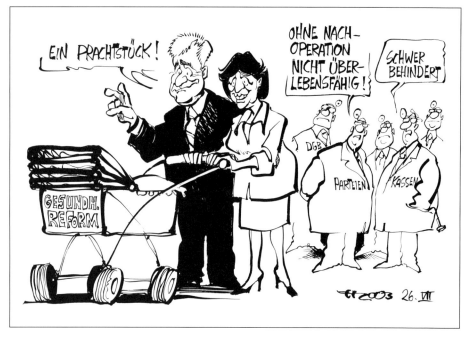

Horsts und Ullas Baby

10 Euro pro Quartal beziehungsweise Facharztbesuch ohne Überweisung. Diese Eckpunkte wurden im Herbst 2003 in den in der ersten Lesung verabschiedeten Entwurf eines Gesetzes zur Modernisierung der gesetzlichen Krankenversicherung (GMG) eingearbeitet und anschließend in der zweiten und dritten Lesung vom Bundestag verabschiedet, sodass das Gesetz zum 1. Januar 2004 in Kraft treten konnte.

Das GMG ist das wohl am stärksten unterschätzte GKV-Reformgesetz der letzten 20 Jahre. Seine Fortschritte in der Qualitätssicherung wurden von der Einführung der Praxisgebühr überlagert, die für viel Aufregung sorgte. Mit ihr wurde erstmals der Erstzugang zur medizinischen Versorgung mit einer Zuzahlung versehen. Auch die Ärzte protestierten, weil sie diese Gebühr einziehen und an die Kassen weiterleiten mussten. Hingegen erfuhren die nachhaltigen Reformen zur Qualitätssicherung in der Öffentlichkeit nicht die angemessene Würdigung. Mit dem GMG wurde der international anerkannte Grundsatz der evidenzbasierten Medizin zur gesetzlichen Basis für die Bestimmung des Umfangs und der Qualität der Krankenkassenleistungen. Der GBA wurde, unterstützt durch das IQWiG, in seiner Funktion als „kleiner Gesetzgeber" gestärkt. Er legt fest, welche medizinischen und pharmakologischen Neuerungen als medizinische Fortschritte gelten und von den Krankenkassen zu vergüten sind. Das im internationalen Vergleich Besondere an diesem System ist, dass die Akteure der Selbstverwaltung im Gesundheitswesen diese Entscheidungskompetenz haben und nicht, wie in allen anderen europäischen Ländern, Regierungsbehörden. Das macht die Entscheidungswege zwar gelegentlich langwieriger, aber dafür haben die Entscheidungen selbst eine höhere Transparenz und Legitimation gegenüber den Versicherten und Patienten sowie den Ärzten und Krankenhäusern.

DRG: Von den Kosten zum Preis
Fallpauschalengesetz (FPG)
Gesetz zur Einführung des diagnose-orientierten
Fallpauschalensystems für Krankenhäuser
Verkündet: 29. April 2002, in Kraft getreten: 1. Januar 2003

Konsequenzen für **Ärzte** (ambulanter Sektor)

- Keine Konsequenzen für den ambulanten Sektor.

Konsequenzen für **Krankenhäuser**

- Das bisherige System der Krankenhausvergütung aus tagesgleichen Pflegesätzen, Fallpauschalen, Sonderentgelten und Krankenhausbudgets wird auf eine leistungsorientierte Vergütung umgestellt. Diese basiert auf sogenannten diagnosebezogenen Fallgruppen (Diagnosis Related Groups, DRG). Ab dem 1. Januar 2004 gelten die DRG für alle Krankenhäuser (nur psychiatrische, psychosomatische und psychotherapeutische Kliniken und Krankenhäuser rechnen weiterhin Tagessätze ab). Dabei werden für jede Krankheit und durchgeführte Behandlung Pauschalen festgelegt, welche die Krankenhäuser mit den Krankenkassen abrechnen. Die Vergütungen für festgelegte Behandlungsfälle werden 2005 und 2006 schrittweise vereinheitlicht. Ab 2007 sollen die Krankenkassen landesweit einheitliche Preise für Leistungen bezahlen. Diese Fristen haben sich später als unrealistisch erwiesen und mussten daher mehrfach verlängert werden.

Konsequenzen für **Krankenkassen**

- Die Umstellung auf Fallpauschalen zur Vergütung der Leistungen im Krankenhaus soll 2003 und 2004 budgetneutral erfolgen. Nach einer Konvergenzphase bis 2006 sollen die Krankenkassen ab 2007 landeseinheitliche Preise für eine stationäre Leistung bezahlen. (Dieser Zeitplan hat sich nicht einhalten lassen und wurde daher durch das 2. Fallpauschalenänderungsgesetz am 15.12.2004 geändert; die Übergangsphase wurde bis 2009 verlängert.)

Konsequenzen für **Versicherte**

- Keine Auswirkung für die Versicherten.

Die unterschätzte Reform
GKV-Modernisierungsgesetz (GMG) – Gesetz zur Modernisierung der gesetzlichen Krankenversicherung
Verkündet: 19. November 2003, in Kraft getreten: 1. Januar 2004

Konsequenzen für **Ärzte** (ambulanter Sektor)

- Arztpraxen werden verpflichtet, ein Qualitätsmanagement einzuführen.
- Künftig sind alle Vertragsärzte verpflichtet, sich regelmäßig fortzubilden. Bei Weigerung drohen unter anderem Honorarkürzungen und Zulassungsentzug.

- Um an der hausarztzentrierten Versorgung teilnehmen zu können, müssen Ärzte bestimmte Qualitätskriterien erfüllen. Sie haben aber keinen Anspruch auf einen Einzelvertrag mit einer Kasse.
- Die Richtgrößenprüfung wird die Regelprüfmethode zur Verordnung von Arznei- und Heilmitteln (Basis sind die Richtgrößenvereinbarungen auf Landesebene).
- Auf Verlangen stellen Vertragsärzte ihren Patienten Quittungen über die erbrachten Leistungen und Kosten aus (Patientenquittung).
- Bei der Wirtschaftlichkeitsprüfung gibt es eine Änderung: Der Prüfungsausschuss und der Beschwerdeausschuss können nun auch bei einer Kasse angesiedelt sein (vorher bei der KV); es gibt einen unparteiischen Vorsitzenden (vorher jährlich alternierend von Kasse oder KV).
- Um die Integrierte Versorgung zu fördern, stehen zwischen 2004 und 2006 bis zu ein Prozent der ärztlichen Gesamtvergütung beziehungsweise der Krankenhausvergütung zur Anschubfinanzierung zur Verfügung.
- Die Kassen dürfen mit einzelnen Leistungsanbietern oder Gruppen direkte Verträge – also ohne Beteiligung der KVen – zur Integrierten Versorgung abschließen.
- Vertragsärzte im Osten erhalten von 2004 bis 2006 3,8 Prozent mehr Honorar; das Honorar der Westkollegen sinkt um 0,6 Prozent.
- Die Einführung der elektronischen Gesundheitskarte wird gesetzlich festgeschrieben. Auf ihr sollen auf freiwilliger Basis auch Gesundheitsdaten des Versicherten gespeichert werden können.
- Die Einführung einer Positivliste wird zurückgenommen.
- Die Praxisgebühr wird eingeführt.
- Die Errichtung Medizinischer Versorgungszentren wird gefördert: Im ambulanten Bereich besteht nun die Möglichkeit, mit angestellten Ärzten als Heilkundegesellschaft vertragsärztliche Leistungen anzubieten.
- Die bisher ehrenamtlichen Vorstände der KVen und der KBV arbeiten von nun an hauptamtlich.
- KVen werden zusammengelegt (aus 23 werden 17).
- Im GBA erhalten Patientenvertreter ein Mitberatungs-, jedoch kein Stimmrecht.
- Das von Krankenkassen, Krankenhäusern und Ärzten getragene Institut für Qualität und Wirtschaftlichkeit in der Medizin (IQWiG) wird gegründet. Es soll unter anderem evidenzbasierte Leitlinien bewerten und wissenschaftliche Gutachten und Stellungnahmen zu Fragen der Qualität und Wirtschaftlichkeit von GKV-Leistungen erstellen.

Konsequenzen für **Krankenhäuser**

- Um die Integrierte Versorgung zu fördern, stehen für die Jahre 2004 bis 2006 jeweils bis zu ein Prozent der ärztlichen Gesamtvergütung beziehungsweise der Krankenhausvergütung zur Anschubfinanzierung zur Verfügung.

- Krankenhäuser dürfen im Fall einer regionalen Unterversorgung zur Schließung der Versorgungslücke für eine befristete Zeit auch ambulante Behandlungen anbieten.
- Kliniken dürfen im Rahmen von strukturierten Behandlungsprogrammen (Disease-Management-Programme, DMP) eine ambulante Behandlung anbieten.
- Die Zuzahlung bei einer Krankenhausbehandlung beträgt 10 Euro je Tag bis maximal 28 Tage.
- Krankenhäuser müssen auf Verlangen den Versicherten unmittelbar nach ihrem Krankenhausaufenthalt eine Patientenquittung über die erbrachten Leistungen und Kosten ausstellen.
- Das von Krankenkassen, Krankenhäusern und Ärzten getragene Institut für Qualität und Wirtschaftlichkeit im Gesundheitswesen (IQWiG) wird gegründet. Es soll unter anderem evidenzbasierte Leitlinien bewerten und wissenschaftliche Gutachten und Stellungnahmen zu Fragen der Qualität und Wirtschaftlichkeit der in der GKV erbrachten Leistungen erstellen.

Konsequenzen für **Krankenkassen**

- Krankenkassen erhalten für versicherungsfremde Leistungen wie Mutterschaftsgeld oder Krankengeld erstmals einen Zuschuss aus Steuermitteln.
- Die Kassen können allen Versicherten Bonusprogramme und Kostenerstattung anbieten und dürfen freiwillig Versicherten Beitragsrückzahlungen und Selbstbehalte gewähren.
- Versicherte müssen ab 2006 zum allgemeinen, paritätisch getragenen Beitragssatz einen zusätzlichen Sonderbeitrag in Höhe von 0,9 Prozent ihres beitragspflichtigen Bruttoeinkommens zur Finanzierung von Zahnersatz und Krankengeld leisten.
- Die Kassen dürfen in Zusammenarbeit mit Privatversicherern Zusatzversicherungen anbieten.
- Die Kassen dürfen mit einzelnen Leistungserbringern oder Gruppen von Leistungserbringern direkte Verträge – also ohne Beteiligung der KVen – zur Integrierten Versorgung abschließen.
- Um die Integrierte Versorgung zu fördern, stehen zwischen 2004 und 2006 jeweils bis zu ein Prozent der ärztlichen Gesamtvergütung beziehungsweise der Krankenhausvergütung zur Anschubfinanzierung zur Verfügung.
- Krankenkassen sollen ihren Versicherten eine hausarztzentrierte Versorgung anbieten. Hierfür können die Krankenkassen ihren Versicherten einen Bonus einräumen. Das Gesetz ermöglicht den Kassen auch hier, selektive Verträge ohne Beteiligung der KVen abzuschließen.
- Krankenkassen sollen die elektronische Gesundheitskarte sukzessive an ihre Versicherten verteilen, auf der auf freiwilliger Basis auch Gesundheitsdaten des Versicherten gespeichert werden können.

- Das von Krankenkassen, Krankenhäusern und Ärzten getragene Institut für Qualität und Wirtschaftlichkeit im Gesundheitswesen (IQWiG) wird gegründet. Es soll unter anderem evidenzbasierte Leitlinien bewerten und wissenschaftliche Gutachten und Stellungnahmen zu Fragen der Qualität und Wirtschaftlichkeit der in der GKV erbrachten Leistungen erstellen.
- Krankenkassen müssen ihren Versicherten auf Verlangen Auskunft darüber erteilen, wie sich die Beitragsmittel auf Leistungsausgaben einerseits und Verwaltungs- und Personalausgaben andererseits verteilen.
- Das Sterbe- und Entbindungsgeld sowie der Zuschuss für Sehhilfen bei Erwachsenen werden aus dem Leistungskatalog gestrichen.
- Die Verwaltungskosten der Krankenkassen dürfen bis 2007 nicht steigen, sofern sie zehn Prozent über dem Durchschnitt aller Kassen liegen. Ansonsten dürfen die Kosten prozentual nur in dem Maße steigen, wie auch die beitragspflichtigen Einnahmen (Grundlohnsumme) gestiegen sind.

Konsequenzen für **Versicherte**

- Bei Heilmitteln (zum Beispiel Physiotherapie) und häuslicher Krankenpflege müssen Versicherte zehn Prozent der Behandlungskosten übernehmen. Hinzu kommt eine Rezeptgebühr von 10 Euro je Verordnung. Bei häuslicher Krankenpflege bleibt die Zuzahlung auf die ersten 28 Tage der Leistung begrenzt.
- Die Zuzahlung bei Arznei-, Verband- und Hilfsmitteln wird umgestaltet: Der Versicherte zahlt zehn Prozent der Kosten je Arzneimittel. Die Zuzahlung beträgt je Medikament mindestens 5 und höchstens 10 Euro.
- Je Quartal wird für die ärztliche Behandlung – mit Ausnahme von reinen Vorsorgeleistungen – eine Praxisgebühr von 10 Euro fällig. Diese entfällt, wenn die Behandlung auf Überweisung erfolgt. Kinder und Jugendliche sind von der Praxisgebühr befreit.
- Die Zuzahlung bei der stationären Behandlung und bei Eltern-Kind-Kuren steigt auf 10 Euro je Tag für maximal 28 Tage jährlich (vorher 17 DM für maximal 14 Tage).
- Das Sterbe- und Entbindungsgeld werden komplett gestrichen.
- Nicht verschreibungspflichtige Arzneimittel (OTC-Mittel – „over the counter") werden – bis auf wenige Ausnahmen – generell nicht mehr von der Krankenkasse übernommen.
- Fahrkosten zur ambulanten Behandlung mit dem Taxi müssen vorab genehmigt werden. Der Kreis der Berechtigten für diese Leistung wird stark eingegrenzt (zum Beispiel auf Krebs- und Dialysepatienten sowie Gehbehinderte und Blinde). Die Zuzahlung beträgt je Fahrt zehn Prozent – mindestens 5, höchstens 10 Euro.
- Der Zuschuss für Sehhilfen wird bei Erwachsenen komplett gestrichen.
- Versicherte müssen ab 2006 zum allgemeinen, paritätisch getragenen Beitragssatz einen zusätzlichen Sonderbeitrag in Höhe von 0,9 Prozent ihres bei-

tragspflichtigen Bruttoeinkommens zur Finanzierung von Zahnersatz und Krankengeld leisten.
- Krankenkassen können ihren Versicherten Zusatzversicherungen anbieten und dabei mit privaten Versicherungsunternehmen kooperieren.
- Freiwillig Versicherten kann die Kasse Selbstbehalttarife und Beitragsrückzahlung (maximal ein Zwölftel des Jahresbeitrags) anbieten.
- Alle Versicherten (bisher: nur freiwillig Versicherte) können statt der Sachleistung die Kostenerstattung wählen. Die Entscheidung ist für mindestens ein Jahr bindend.
- Versicherte erhalten das Recht, unmittelbar nach dem Arztbesuch vom Arzt, Zahnarzt oder Krankenhaus eine Patientenquittung über die erbrachten Leistungen und Kosten zu verlangen.
- Versicherte sollen künftig eine elektronische Gesundheitskarte erhalten, auf der auch ihre Gesundheitsdaten gespeichert werden, wenn sie es wünschen.
- Ein Patientenbeauftragter soll die Belange der Versicherten in der Öffentlichkeit und im GBA vertreten.
- Patientenvertreter erhalten ein Mitberatungs-, allerdings kein Stimmrecht im GBA.
- Der Internetversandhandel für Medikamente wird erlaubt.
- Die Belastungsobergrenze für alle zu leistenden Zuzahlungen beträgt zwei Prozent (für chronisch Kranke ein Prozent) des jährlichen Bruttoeinkommens; die bisherige vollständige Befreiung von Zuzahlungen bei „Härtefällen" unterhalb gewisser Einkommensgrenzen beziehungsweise bei chronisch Kranken in Dauerbehandlung entfällt.
- Die Krankenkassenzuschüsse zur künstlichen Befruchtung werden halbiert, Leistungen für eine medizinisch nicht notwendige Sterilisation werden nicht mehr übernommen.
- Rentner zahlen die vollen Krankenkassenbeiträge auf Betriebsrenten und Einkünfte aus selbstständiger Arbeit.

Wer keine Kinder hat, zahlt extra
Kinder-Berücksichtigungsgesetz (KiBG)
Gesetz zur Berücksichtigung von Kindererziehung im Beitragsrecht der sozialen Pflegeversicherung
Verkündet: 20. Dezember 2004, in Kraft getreten: 1. Januar 2005

Konsequenzen für Ärzte (ambulanter Sektor)

- Keine Auswirkung für den ambulanten Sektor.

Konsequenzen für **Krankenhäuser**

- Keine Auswirkung für Krankenhäuser.

Konsequenzen für **Krankenkassen**

- Keine Auswirkung für Krankenkassen.

Konsequenzen für **Versicherte**

- Gesetzlich Versicherte zwischen 23 und 60 Jahren ohne Kinder haben einen Zuschlag von 0,25 Prozent zur Pflegeversicherung zu zahlen. Der bisher zur Hälfte von Arbeitnehmern und Arbeitgebern getragene Beitragssatz von 1,7 Prozent des Einkommens (also 0,85 Prozent für den Versicherten) erhöht sich für diese Versichertengruppe auf 1,1 Prozent – die Arbeitgeber werden an der Erhöhung nicht beteiligt. Versicherte, die vor 1940 geboren sind, Wehr- und Zivildienstleistende sowie Empfänger von Arbeitslosengeld II sind von dieser Regelung ausgenommen. Die Regelung geht auf ein Urteil des Bundesverfassungsgerichts zur Beitragssatzerhebung in der gesetzlichen Pflegeversicherung zurück. Demnach ist es dem Gesetzgeber erlaubt, zwischen Beitragszahlern mit und ohne Kindern zu entscheiden.

16. Legislaturperiode: 2005–2009
Schwarz-rote Vernunftehe

In der zweiten Hälfte der 15. Legislaturperiode geriet die rot-grüne Koalition in große Schwierigkeiten. Ihre Umfragewerte brachen ein, und die „Agenda 2010" hatte der SPD eine innere Krise mit zahlreichen Parteiaustritten und Übertritten von Mitgliedern ihres linken Flügels zur neu gegründeten Wahlalternative Arbeit und soziale Gerechtigkeit e. V. (WASG) beschert, die später mit der PDS zur Linken fusionierte. Bundeskanzler Schröder trat daraufhin die Flucht nach vorn an und verständigte sich mit der Opposition auf Neuwahlen im September 2005. Aus diesen Wahlen ging zwar die CDU/CSU als stärkste Bundestagsfraktion hervor, jedoch reichte ihr Stimmenanteil mit dem der FDP nicht zu einer regierungsfähigen Mehrheit. Für eine Koalition aus SPD, Bündnis 90/Die Grünen und Linken hätte es zwar rein rechnerisch gereicht, jedoch fehlte einer solchen Koalition die politische Basis. Gerhard Schröder zog sich aus der Politik zurück, und es kam zu einer großen Koalition aus Union und SPD unter der Bundeskanzlerin Angela Merkel. Ulla Schmidt behielt das Gesundheitsministerium, verlor aber die Zuständigkeit für das Sozialressort, das wieder mit der Arbeitsmarktabteilung zum Bundesministerium für Arbeit und Soziales unter der Leitung von Franz Müntefering zusammengelegt wurde.

Die Gesundheitspolitik der großen Koalition stand vor einer schwierigen politischen Gemengelage. Angela Merkel hatte 2003 auf dem Parteitag der CDU die Einführung einer Kopfpauschale in der gesetzlichen Krankenversicherung (GKV) mit einem über Steuern finanzierten Sozialausgleich in das CDU-Programm gebracht. Nach internen Auseinandersetzungen mit der CSU wurde dieses Konzept für das Wahlprogramm der Union dahingehend geändert, dass der Arbeitgeberanteil zwar eingefroren, aber weiterhin als prozentualer Anteil der Löhne und Gehälter der versicherten Arbeitnehmer gezahlt werden sollte. Dagegen sollte der Versichertenanteil als Kopfprämie erhoben werden. Die SPD stellte dem ein von einer Arbeitsgruppe unter Leitung von Andrea Nahles erarbeitetes Konzept einer Bürgerversicherung gegenüber, das eine einheitliche Krankenversicherung für alle Bürger mit einer schrittweisen Einbindung der privaten Krankenversicherung vorsah. Ein Kompromiss zwischen diesen beiden Positionen war schwer vorstellbar. Bei den Wahlen musste die Union allerdings die Erfahrung machen, dass die Kopfpauschale bei den Bürgern nicht gut ankam und sie der SPD damit gute Wahlkampfmunition geliefert hatte.

> „Ärztepräsident ruft den ‚Ausnahmezustand' aus"
> Frankfurter Allgemeine Zeitung, 24. März 2006

Das Regierungsprogramm von Union und SPD enthielt zur Finanzierung der GKV nur die allgemeine Ankündigung, dass man diese nachhaltig sichern wol-

Schwarz-rote Vernunftehe

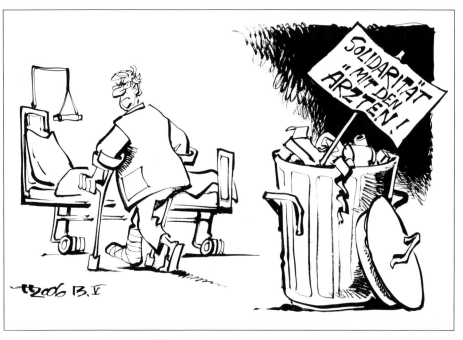

Überstrapazierter Patient

le. Näheres sollte eine Arbeitsgruppe beider Parteien unter Einbeziehung von Ländervertretern klären. Sie nahm Anfang Mai 2006 ihre Arbeit auf und lieferte am 4. Juli Eckpunkte zur Gesundheitsreform 2006 ab. Zuvor hatte man sich schon auf kleine gesetzliche Änderungen im Arzneimittelbereich geeinigt, die zum 1. Mai 2006 in Kraft traten. Im Mittelpunkt der größeren Reform stand die Einführung eines vom Bundesversicherungsamt (BVA) verwalteten Gesundheitsfonds, in den die gesamten Beitragseinnahmen der GKV fließen, ergänzt durch Zuschüsse aus dem Bundeshaushalt. Angela Merkel selbst hatte den im wissenschaftlichen Beirat des Bundesfinanzministeriums entwickelten Grundgedanken, alle GKV-Einnahmen in einem Fonds zusammenzufassen und dieses Geld nach einheitlichen Kriterien an die Kassen zu verteilen, ins Gespräch gebracht. Sie hatte dabei wohl eher an feste Kopfpauschalen gedacht, ließ sich aber von Ulla Schmidt von einem anderen Modell überzeugen. In diesem erhalten die Krankenkassen aus dem Gesundheitsfonds pro Versicherten einen nach Alter, Geschlecht und Morbidität gewichteten Betrag. Alle Kassen erheben einen allgemeinen Beitragssatz von zunächst 14,9 Prozent des beitragspflichtigen Einkommens, von denen 7,9 Beitragssatzpunkte von den Arbeitgebern getragen werden. Reicht bei einer Kasse dieser Beitrag zur Deckung ihrer Ausgaben nicht aus, muss sie einen Zusatzbeitrag erheben – bis zu 8 Euro als Pauschale, darüber hinaus als prozentualen Anteil am Einkommen. Diese Begrenzung wird später mit dem GKV-Finanzierungsgesetz zum 1. Januar 2011 aufgehoben. Der Zusatzbeitrag soll zudem ein Prozent des Einkommens der Versicherten nicht übersteigen. Der allgemeine Beitragssatz wird von der Bundesregierung per Rechtsverordnung angehoben, sobald die Gesamtausgaben der GKV nur noch zu 95 Prozent von den Beitragseinnahmen gedeckt werden. Die SPD wollte diese Grenze auf 98 Prozent festlegen, die Union auf 90 Prozent.

> **Unbeeindruckt vom Lobbygeschrei**
>
> *„Ich bin sehr froh, dass mich nichts so wenig beeindruckt wie das ganze Lobbygeschrei. Gesundheitspolitik erfordert Stehvermögen."*
>
> **Ulla Schmidt,**
> Gesundheitsministerin von 2001–2009
>
> In: Schwäbische Zeitung vom 16. Februar 2007

Der zweite Reformschwerpunkt bezog sich auf die vertragsärztliche Vergütung. Sie sollte nach Arztgruppen unterschiedlich pauschaliert und am Morbiditätsrisiko in den Bezirken der Kassenärztlichen Vereinigungen ausgerichtet werden. Zudem sollte sie von Punktwerten auf feste Europreise umgestellt werden. Die Kassen sollten außerdem verpflichtet werden, Verträge zur hausärztlichen Versorgung abzuschließen. Diese Pläne wurden um Flexibilisierungen in der Zulassung von Vertragsärzten und der Bedarfsplanung ergänzt. Den Zulassungsausschüssen wurde unter anderem die Möglichkeit eingeräumt, bei lokalen Versorgungslücken von den Bedarfsplanungsrichtlinien des Gemeinsamen Bundesausschusses abzuweichen. Aus Zeitgründen wurden diese Regelungen teilweise in ein gesondertes Vertragsarztrechtsänderungsgesetz gepackt, das am 1. Januar 2007 in Kraft trat. Die Umsetzung der Eckpunkte in ein GKV-Wettbewerbsstärkungsgesetz (GKV-WSG) zog sich nämlich länger hin als geplant. Vor allem zwei Themen waren sehr umstritten: die Zukunft der privaten Krankenversicherung (PKV), die Ausweitung des Risikostrukturausgleichs (RSA) durch direkte Morbiditätsbezüge (Morbi-RSA) und die Bildung eines GKV-Spitzenverbandes bei gleichzeitiger Überführung der traditionellen Kassenverbände in Organisationen des bürgerlichen Rechts beziehungsweise eingetragene Vereine.

Die SPD wollte die PKV schrittweise in die GKV überführen, während die Union auf dem dualen System von GKV und PKV bestand. Allerdings gab es auch dort Stimmen, die das bestehende PKV-Geschäftsmodell kritisierten, weil

Wortwechsel

„Ich habe noch nie gesehen, dass Parlamentarier so belogen, so getäuscht und so ausgetrickst werden wie bei diesem Gesetz."
Wolfgang Wodarg,
SPD-Bundestagsabgeordneter, bei einer Fraktionssitzung seiner Partei im Januar 2007 zum Umgang der Bundesregierung mit dem Bundestag im Zusammenhang mit dem GKV-Wettbewerbsstärkungsgesetz

„Wenn man keine Ahnung hat, einfach mal die Klappe halten."
Antwort des SPD-Fraktionsvorsitzenden **Peter Struck**

es den Versicherten spätestens ab dem 40. Lebensjahr faktisch keine Chance für einen Versicherungswechsel bietet, ohne dass sie dabei massive finanzielle Belastungen hinnehmen müssen. Etwa ein Drittel der PKV-Beiträge wandern in die Rückstellungen, um die Ausgaben für ältere Versicherte zu finanzieren, ohne diese mit höheren Beiträgen belasten zu müssen. Diese Rückstellungen werden jedoch nicht individualisiert, sondern verbleiben bei einem Versicherungswechsel in der alten Versicherung, die diese dann als Stornogewinne verbuchen kann. Für die PKV ist dies ein Eckpfeiler ihres Geschäftsmodells, da sie mit der Anlage dieser Rücklagen mehr Geld verdienen kann als mit dem reinen Krankenversicherungsgeschäft. Ulla Schmidt konnte sich mit ihren Vorstellungen nur in sehr reduzierter Form durchsetzen. Zum einen wurde erstmals eine allgemeine

Krankenversicherungspflicht für alle Bürger eingeführt. Zum zweiten wurde die PKV verpflichtet, für alle Bürger ab dem 55. Lebensjahr einen den Leistungen der GKV entsprechenden Basistarif anzubieten, dessen Altersrückstellungen bei einem Versicherungswechsel in begrenzter Form mitgenommen werden können.

Ein weiterer Streitpunkt war die Ausgestaltung des Morbi-RSA. Dieser war prinzipiell bereits im Gesetz zur Reform des Risikostrukturausgleichs in der GKV vom Januar 2002 enthalten. Jedoch waren deren Durchführungsverordnungen an die Zustimmung des Bundesrates gebunden. Dessen CDU/CSU-Mehrheit tat sich damit sehr schwer, was sich auch in der Klage der Landesregierungen von Baden-Württemberg, Bayern und Hessen gegen den RSA beim Bundesverfassungsgericht (siehe Seite 40) ausdrückte. Das Scheitern dieser Klage und die ausdrückliche Befürwortung des Morbi-RSA durch die Verfassungsrichter machten der Union eine weitere Blockade dieser Reform unmöglich. Sie akzeptierte den Morbi-RSA grundsätzlich, bestand aber darauf, die Zahl der im Ausgleich der Krankheitsrisiken zu berücksichtigenden Krankheiten zu reduzieren. Man einigte sich schließlich auf 50 bis 80 Krankheiten, die von einem wissenschaftlichen Beirat bestimmt werden sollten. Bayern setzte sich zudem erfolgreich dafür ein, dass die durch den RSA bewirkten Transfers zwischen den Ländern begrenzt werden sollten. Ohne diese Kompromisse wäre die für eine funktionierende Wettbewerbsordnung in der GKV unerlässliche RSA-Reform politisch nicht durchsetzbar gewesen.

Für große Aufregung im GKV-System sorgte die mit dem GKV-WSG verfügte Bildung des Spitzenverbandes der GKV, der die gemeinsamen Aufgaben der Krankenkassen auf Bundesebene wahrnimmt, zum Beispiel die Verhandlungen zum Vergütungsrahmen für Vertragsärzte und Krankenhäuser. Bis dahin wurden diese Aufgaben von Arbeitskreisen der Bundesverbände der Krankenkassen und der Ersatzkassen wahrgenommen, die nunmehr nur noch den Status von privatrechtlichen Vereinigungen haben sollten.

In der Öffentlichkeit wurde das GKV-WSG kaum angemessen gewürdigt. Der Gesundheitsfonds wurde als „Murks", der Morbi-RSA als „bürokratisches Monster" dargestellt, obwohl es für diese Bezeichnungen auch nicht ansatzweise sachliche Begründungen gibt. Diese 170 Milliarden Euro umverteilende Institution besteht nämlich nur aus einem Referat des BVA mit rund 20 Mitarbeitern. Verglichen mit anderen finanzielle Transfers durchführenden Behörden ist das eine außergewöhnlich effiziente Personalquote. Der Gesundheitsfonds leidet zwar in seiner praktischen Durchführung unter den genannten Kompromissen. Aber reine, nur an der Sache orientierte Problemlösungen sind in der Politik generell äußerst selten, weil es stets auch um das Aushandeln unterschiedlicher Interessen geht.

Mit dem „Gesetz zur Weiterentwicklung der Organisationsstrukturen in der gesetzlichen Krankenversicherung" wurde die Insolvenzfähigkeit aller Krankenkassen eingeführt. Von dieser Möglichkeit wurde zum ersten Mal 2011 mit der „Causa City-BKK" Gebrauch gemacht, die vom Bundesversicherungsamt wegen Insolvenz geschlossen wurde.

Drehen an der Preisschraube
Arzneimittelversorgungs-Wirtschaftlichkeitsgesetz (AVWG) – Gesetz zur Verbesserung der Wirtschaftlichkeit in der Arzneimittelversorgung
Verkündet: 29. April 2006, in Kraft getreten: 1. Mai 2006

Konsequenzen für **Ärzte** (ambulanter Sektor)

- Es wird eine Bonus-Malus-Regelung eingeführt. Unwirtschaftlich verschreibende Ärzte sollen sanktioniert und im Gegenzug diejenigen Ärzte belohnt werden, die besonders wirtschaftlich verschreiben. Unterschreiten die gesamten Arzneimittelausgaben die Durchschnittskosten je definierter Tagesdosis (DDD), erhält die jeweilige KV einen Bonus, den sie unter den wirtschaftlich verordnenden Ärzten aufteilt. Bei Überschreitung der Tagestherapiekosten hat der verordnende Arzt Überschreitungen anteilig zu erstatten.
- Die Festbeträge werden gesenkt: Festbeträge der Gruppen 2 und 3 (Arzneimittel mit pharmakologisch-therapeutisch vergleichbaren Wirkstoffen beziehungsweise mit therapeutisch vergleichbarer Wirkung) werden jetzt auch im unteren Preisdrittel angesetzt. Das galt vorher nur für Gruppe 1 (Arzneimittel mit denselben Wirkstoffen). Für Gruppe 2 und 3 gab es bisher gewichtete Durchschnittspreise.
- Für verordnungsfähige Arzneimittel wird ein zweijähriger Preisstopp verhängt.
- In den Arztpraxen kommt nur noch manipulationsfreie Praxis-Software zum Einsatz (die zuvor verwendeten Systeme bevorzugten die sponsernden Pharmaunternehmen).

Konsequenzen für **Krankenhäuser**

- Krankenhäuser sollen bei der Entlassmedikation auf Wirtschaftlichkeit achten.
- Die Begrenzung der Ausgabenzuwächse wird im Krankenhausbereich und bei den Verwaltungskosten der Krankenkassen in den Jahren 2006 und 2007 von einem Mitglieder- auf einen Versichertenbezug umgestellt.

Konsequenzen für **Krankenkassen**

- Keine Auswirkung für Krankenkassen.

Konsequenzen für **Versicherte**

- Die Arzneimittelzuzahlung für Patienten entfällt, wenn der Preis eines Medikaments mindestens 30 Prozent unterhalb des Festbetrages liegt.

Eine Zunftordnung fürs 21. Jahrhundert
Vertragsarztrechtsänderungsgesetz (VÄndG)
Gesetz zur Änderung des Vertragsarztrechts
und anderer Gesetze
Verkündet: 30. Dezember 2006, in Kraft getreten: 1. Januar 2007

Konsequenzen für **Ärzte** (ambulanter Sektor)

- Ein Arzt kann nun an mehreren Orten gleichzeitig praktizieren: Er kann Zweigpraxen (offiziell: Nebenbetriebsstätten) außerhalb seines Vertragsarztsitzes eröffnen, wenn dies die Versorgung der Versicherten am weiteren Ort verbessert und nicht beeinträchtigt.
- Zusammenschlüsse von Medizinern über Orts-, Praxis- und Fachgebietsgrenzen hinweg sind erlaubt.
- Die Teilzulassung wird erlaubt. Das bedeutet, dass Vertragsärzte ihren Versorgungsauftrag bis auf die Hälfte reduzieren können.
- Die Altersbeschränkungen werden gelockert: Vertragsärzte müssen in unterversorgten Gebieten nicht mehr mit 68 Jahren die Kassenzulassung zurückgeben; die Altersgrenze von 55 Jahren für eine Neuzulassung zum Vertragsarzt fällt weg.

Konsequenzen für **Krankenhäuser**

- Keine Auswirkung für Krankenhäuser.

Konsequenzen für **Krankenkassen**

- Keine Auswirkung für Krankenkassen.

Konsequenzen für **Versicherte**

- Keine Auswirkung für die Versicherten.

„Bürgerprämie": unentschieden bei Schwarz-Rot
GKV-Wettbewerbsstärkungsgesetz (GKV-WSG)
Gesetz zur Stärkung des Wettbewerbs
in der gesetzlichen Krankenversicherung
Verkündet: 30. März 2007, in Kraft getreten: 1. April 2007

Konsequenzen für **Ärzte** (ambulanter Sektor)

- Im ambulanten Bereich wird eine Honorarreform umgesetzt: Das Morbiditätsrisiko geht auf die Krankenkassen über; die Gebührenordnung wird ab 2009 feste Eurobeträge statt die bisherigen Punktwerte ausweisen.
- Ab April 2007 müssen alle Krankenkassen flächendeckend hausarztzentrierte Versorgungsverträge anbieten. Damit wird der bereits im GMG 2004 festgelegte Beschluss zum Ausbau einer hausarztzentrierten Versorgung konkretisiert.
- Krankenhäuser erhalten die Möglichkeit, im Rahmen der Integrierten Versorgung hochspezialisierte Leistungen ambulant zu erbringen, ohne dabei an Voraussetzungen gebunden zu sein.
- Verträge zwischen Krankenkassen und einzelnen oder Gruppen von Ärzten dürfen in erweitertem Umfang geschlossen werden.
- Neben der bisherigen Fortbildungspflicht für Ärzte müssen nun auch stationär tätige Psychotherapeuten regelmäßige Fortbildungen nachweisen.
- Die Kompetenzen des GBA im Bereich Qualitätssicherung und Qualitätsmanagement werden ausgebaut. Der GBA erhält beispielsweise die Aufgabe, eine fachlich unabhängige Institution zu beauftragen, Verfahren zur Messung und Darstellung der Versorgungsqualität zu entwickeln. Dieser Auftrag ging im August 2009 an das Institut für angewandte Qualitätsförderung und Forschung im Gesundheitswesen (AQUA).
- Rabattverträge müssen künftig in der Praxisverwaltungssoftware niedergelassener Ärzte gelistet sein.
- Bei Wirtschaftlichkeitsprüfungen entscheiden nicht mehr paritätisch mit Krankenkassen- und KV-Vertretern besetzte Landesausschüsse in der ersten Instanz, sondern die Mitarbeiter der Prüfstelle bei den KVen.

- Die „spezialisierte ambulante Palliativversorgung" (SAPV) wird zur Pflichtleistung der GKV. Speziell geschulte Ärzte und Pflegekräfte sollen auch stark pflegebedürftigen, unheilbar erkrankten Menschen ermöglichen, bis zuletzt zu Hause leben zu können.

Konsequenzen für **Krankenhäuser**

- Krankenhäuser erhalten die Möglichkeit, im Rahmen der Integrierten Versorgung hochspezialisierte Leistungen ambulant zu erbringen, ohne dabei an Voraussetzungen gebunden zu sein. Kassen und Kliniken können beispielsweise Verträge abschließen, ohne dass ein Arzt einen entsprechenden Zulassungsstatus in den Vertrag einbringt.
- Zur Finanzierung des Gesundheitswesens müssen die Krankenhäuser insgesamt einen Solidarbeitrag von rund 250 Millionen Euro jährlich beisteuern. Psychiatrische Krankenhäuser sind davon ausgenommen.

Konsequenzen für **Krankenkassen**

- Ab 1. Januar 2009 erhalten alle Krankenkassen ihre Finanzmittel aus einem neuen Gesundheitsfonds. In den Topf fließen die Beiträge der Arbeitnehmer und Arbeitgeber sowie die für die GKV zur Verfügung gestellten Steuergelder. Aus dem Fonds erhalten die Krankenkassen Pauschalen für jeden ihrer Versicherten. Eine Konvergenzklausel soll verhindern, dass durch den Gesundheitsfonds im ersten Jahr aus einem Bundesland mehr als 100 Millionen Euro in andere Bundesländer abfließen.
- Das BMG legt ab 1. Januar 2009 für alle Krankenkassen einen allgemeinen Beitragssatz fest. Bis zum 31. Dezember 2010 ziehen die Krankenkassen den Beitrag ein und leiten ihn an den Gesundheitsfonds weiter. Ab 2011 sollten Arbeitgeber entscheiden können, alle Beitragszahlungen, Beitragsnachweise und Versicherungsmeldungen gebündelt über eine einzige Krankenkasse abzuwickeln – unabhängig davon, ob ihre Mitarbeiter unterschiedlichen Krankenkassen angehören. Diese Regelung ist mit dem Infektionsschutzgesetz vom Juli 2011 aufgehoben worden und somit niemals in Kraft getreten.
- Ein Teil der Aufgaben der sieben Bundesverbände der gesetzlichen Krankenkassen geht ab 1. Juli 2008 auf den „Spitzenverband Bund der Krankenkassen" (später umbenannt in GKV-Spitzenverband) über. Dieser vertritt alle gesetzlichen Krankenkassen in der gemeinsamen Selbstverwaltung. Die Vertragskompetenz beschränkt sich auf Kollektivverträge und zwingend einheitlich zu treffende Entscheidungen.
- Alle Krankenkassen werden insolvenzfähig. Außerdem werden die Kassen verpflichtet, ab 2010 bis spätestens 31. Dezember 2049 einen Kapitalstock zu bilden, um daraus die Erfüllung bestehender Verpflichtungen aus Pensionslasten sicherzustellen.
- Ab April 2007 dürfen Krankenkassen allen Versicherten Selbstbehalt-, Kostenerstattungs- oder Beitragsrückerstattungstarife anbieten. Bonuszahlungen

dürfen 600 Euro nicht überschreiten. Für die Wahltarife gilt eine gesetzliche Bindungsfrist von drei Jahren.
- Ab April 2007 müssen alle Krankenkassen flächendeckend hausarztzentrierte Versorgungsverträge anbieten. Damit wird der bereits im GMG 2004 festgelegte Beschluss zum Ausbau einer hausarztzentrierten Versorgung konkretisiert.
- Krankenkassen werden verpflichtet, für besondere Versorgungsformen wie die hausarztzentrierte Versorgung oder die Integrierte Versorgung ihren Versicherten spezielle Tarife anzubieten.
- Verschiedene Satzungs- und Ermessensleistungen der Krankenkassen werden zu Pflichtleistungen, zum Beispiel von der ständigen Impfkommission empfohlene Schutzimpfungen, Eltern-Kind-Kuren, Leistungen bei der Palliativversorgung oder der medizinischen Rehabilitation.
- Kassen müssen die Kosten für Folgeerkrankungen aufgrund medizinisch nicht notwendiger Eingriffe (Tätowierungen, Piercings, Schönheitsoperationen) nicht übernehmen. Sie können die Versicherten in „angemessener Höhe an den Kosten der Behandlung beteiligen" und das Krankengeld für die Dauer der Behandlung „ganz oder teilweise versagen" beziehungsweise zurückfordern.
- Verträge zwischen Krankenkassen und einzelnen oder Gruppen von Ärzten dürfen in erweitertem Umfang geschlossen werden.
- Eine Versicherungspflicht für alle wird eingeführt. Spätestens ab 1. Januar 2009 muss jeder Einwohner in Deutschland krankenversichert sein. Private Krankenversicherungen müssen einen Basistarif anbieten, der alle Leistungen der GKV abdeckt.
- Auch Krankenkassen unterschiedlicher Krankenkassenarten können sich jetzt zusammenschließen, zum Beispiel eine Betriebskrankenkasse mit einer Ersatzkasse. Bislang waren Fusionen nur innerhalb einer Krankenkassenart möglich.
- Die Knappschaft ist seit dem 1. April 2007 für alle gesetzlich Versicherten geöffnet. Ab 1. Januar 2009 darf sich auch die Seekrankenkasse öffnen. Für nach dem 9. September 2003 gegründete Betriebs- und Innungskrankenkassen gilt dagegen weiter ein Öffnungsverbot bis 31. Dezember 2008. Zum 1. Januar 2009 wurde es aufgehoben.
- Im ambulanten Bereich wird eine Honorarreform umgesetzt: Das Morbiditätsrisiko geht auf die Krankenkassen über. Steigender medizinischer Versorgungsbedarf soll nicht länger durch sinkende Punktwerte je Leistung aufgefangen werden.

Konsequenzen für **Versicherte**

- Eine Versicherungspflicht für alle wird eingeführt. Spätestens ab 1. Januar 2009 muss jeder Einwohner in Deutschland krankenversichert sein und zu dem Versicherer (GKV oder PKV) zurückkehren, bei dem er zuletzt Mitglied war. Private Krankenversicherungen müssen einen Basistarif anbieten, der alle Leistungen der GKV abdeckt.
- Krankenkassen können allen Versicherten Sondertarife wie Selbstbehalt, Kostenerstattung oder Prämienzahlung anbieten. Hinzu kommen Zusatztarife

für Arzneimittel besonderer Therapierichtungen (zum Beispiel Homöopathie, Phytotherapie oder Anthroposophie). Bonuszahlungen an Versicherte dürfen 600 Euro nicht überschreiten. Für die freiwillig angebotenen Wahltarife gilt eine gesetzlich vorgeschriebene Bindungsfrist von drei Jahren.

- Chronisch Kranke müssen therapiegerechtes Verhalten (Inanspruchnahme der Vorsorgeuntersuchungen) nachweisen, um die reduzierte Belastungsgrenze (ein Prozent anstelle von zwei Prozent) für Zuzahlungen in Anspruch nehmen zu können. Für alle nach dem 1. April 1987 geborenen Frauen und nach dem 1. April 1962 geborenen Männer gilt, sich spätestens zwei Jahre nach Erreichen des jeweiligen Anspruchsalters (Frauen: 20 Jahre; Männer: 50 Jahre) einmalig von einem Arzt über Krebsfrüherkennungsuntersuchungen beraten zu lassen.
- Kommt es nach einer medizinisch nicht notwendigen Behandlung (zum Beispiel Tätowierung, Piercing, Schönheitsoperationen) zu Komplikationen, wird der Leistungsumfang der Krankenkasse stark eingeschränkt.
- Eltern-Kind-Kuren werden zur Pflichtleistung der GKV. Die Zuzahlung beträgt weiterhin 10 Euro pro Tag.
- Alle von der ständigen Impfkommission empfohlenen Impfungen werden zu Pflichtleistungen der GKV.
- Sämtliche Maßnahmen der medizinischen Rehabilitation werden zur Pflichtleistung der GKV. Mobile geriatrische Reha-Leistungen werden in den Leistungskatalog aufgenommen.
- Die Palliativmedizin wird verbessert: Die „spezialisierte ambulante Palliativversorgung" (SAPV) wird zur Pflichtleistung der GKV. Speziell geschulte Ärzte und Pflegekräfte sollen auch stark pflegebedürftigen, unheilbar erkrankten Menschen ermöglichen, bis zuletzt zu Hause leben zu können.
- Die Krankenhäuser werden für die ambulante Behandlung von Menschen geöffnet, die an schweren oder seltenen Krankheiten leiden.
- Das Bundesgesundheitsministerium legt für alle Krankenkassen ab 1. Januar 2009 einen einheitlichen Beitragssatz fest.

Kasseninsolvenz: Rettungsanker für die Länder
Gesetz zur Weiterentwicklung der Organisationsstrukturen in der gesetzlichen Krankenversicherung (GKV-OrgWG)
Verkündet: 17. Dezember 2008, in Kraft getreten: 1. Januar 2009

Konsequenzen für Ärzte (ambulanter Sektor)

- Die Altersgrenze von 68 Jahren für die Kassenzulassung fällt weg.

Konsequenzen für **Krankenhäuser**

- Keine Auswirkung für Krankenhäuser.

Konsequenzen für **Krankenkassen**

- Zum 1. Januar 2010 werden nach den Kassen unter Bundesaufsicht auch die Krankenkassen insolvenzfähig, die unter der Aufsicht der Länder stehen.
- Die Krankenkassen müssen für ihre Pensionslasten ein ausreichendes Deckungskapital über einen Zeitraum von bis zu 40 Jahren bilden.
- Das GKV-OrgWG enthält Maßnahmen, um eine Insolvenz oder Schließung einer Kasse zu vermeiden. Dazu gehören freiwillige vertragliche Regelungen über Finanzhilfen innerhalb der Krankenkassen derselben Kassenart und finanzielle Hilfen zu Fusionen durch den GKV-Spitzenverband.
- Krankenkassen in Ländern mit bisher überdurchschnittlichen Beitragseinnahmen und Ausgaben erhalten für eine Übergangsphase zusätzliche Mittel aus dem Gesundheitsfonds. Diese Mittel sollen aus der Liquiditätsreserve des Fonds finanziert werden.

Konsequenzen für **Versicherte**

- Keine Auswirkung für die Versicherten.

17. Legislaturperiode: ab 2009
Alles bleibt anders

Die Bundestagswahlen im September 2009 brachten ein klares Votum für eine schwarz-gelbe Koalition und eine deutliche Stärkung der FDP. Das hatte gravierende Auswirkungen auf die Gesundheitspolitik. Zur allgemeinen Überraschung wurde mit Philipp Rösler erstmals ein FDP-Mitglied Gesundheitsminister. Die FDP setzte bei den Koalitionsverhandlungen die Einführung einer Kopfpauschale in der gesetzlichen Krankenversicherung (GKV) mit einem aus Steuern finanzierten Sozialausgleich auf die politische Agenda. Damit traf sie einen wunden Punkt bei der Union, die nach heftigen internen Auseinandersetzungen 2005 mit einem ähnlichen Konzept in den Wahlkampf gegangen war und damit keine guten Erfahrungen gemacht hatte. Die CSU, aber auch ostdeutsche Landesverbände der CDU lehnten die Kopfpauschale als sozial ungerecht ab. Man einigte sich schließlich im Koalitionsvertrag auf eine sehr allgemeine Ankündigung zur Reform der GKV-Finanzierung: „Langfristig wird das bestehende Ausgleichssystem übergeführt in eine Ordnung mit mehr Beitragsautonomie, regionalen Differenzierungsmöglichkeiten und einkommensunabhängigen Arbeitnehmerbeiträgen, die sozial ausgeglichen werden." Als weitere Projekte wurden die Neuordnung des Arzneimittelmarktes „unter patienten-, mittelstandsfreundlichen und wettbewerblichen Kriterien" und die Ausweitung der Kostenerstattungsmöglichkeiten angekündigt. Zur Bekämpfung des sich abzeichnenden Ärztemangels in ländlichen Regionen sollten die Kompetenzen der Selbstverwaltung in der Bedarfsplanung weiterentwickelt werden. Außerdem war vorgesehen, die Umlagefinanzierung der Pflegeversicherung durch einen kapitalgedeckten Zusatzbeitrag der Versicherten zu ergänzen. Dieses Programm wurde im Laufe der Legislaturperiode in drei Gesetze gekleidet: Ende 2010 wurden das GKV-Finanzierunggesetz und das Arzneimittelmarktneuordnungsgesetz verabschiedet, Ende 2011 kam das GKV-Versorgungsstrukturgesetz hinzu.

Bundesgesundheitsminister Rösler setzte sofort nach seinem Amtsantritt in Interviews klare Akzente für die Einführung einer Kopfpauschale mit einem steuerfinanzierten Sozialausgleich. Dass dieses Projekt auf Widerstand in der

---

Gesunder Menschenverstand

„Wenn der Chef den gleichen Beitrag zur Krankenversicherung zahlt wie sein Chauffeur und der Meister den gleichen wie der Hausmeister, dann musst du nicht Plato, Aristoteles oder Kant gelesen haben, um das für ungerecht zu halten. Es genügt der gesunde Menschenverstand."

Norbert Blüm (CDU), Bundesarbeitsminister von 1982–1998, über die Kopfpauschale

In: Der Tagesspiegel vom 26. Oktober 2009

Union stieß, ignorierte er. Es gab einen heftigen koalitionsinternen Streit mit einem von den Medien genüsslich verbreiteten Austausch von Verbalinjurien („Gurkentruppe", „Wildsau") zwischen dem CSU-Generalsekretär Alexander Dobrindt und Daniel Bahr, damals Parlamentarischer Staatssekretär im Bundesgesundheitsministerium (BMG).

Sehr bald wurde klar, dass der Bundeshaushalt keinen Spielraum für die Finanzierung des Sozialausgleichs in der GKV bot. Modellrechnungen des Forschungsinstituts IGES und der Universität Köln ergaben, dass bei einem Kopfpauschalenmodell der Sozialausgleich je nach Schätzung der Einkommens- und Vermögensverteilung entweder 22 oder 35 Milliarden Euro erfordern würde. Ohne Steuererhöhungen war diese Summe angesichts einer durch die Finanzkrise hervorgerufenen Neuverschuldung des Bundes von 60 Milliarden Euro nicht zu finanzieren. Damit war Röslers Konzept die fiskalische Grundlage entzogen.

Eigentlich sollten die Eckpunkte einer Reform der GKV-Finanzierung laut Koalitionsvertrag von einer Regierungskommission formuliert werden. Diese wurde aber aufgelöst, bevor sie mit ihrer Arbeit beginnen konnte. Stattdessen einigten sich Anfang Juni 2010 die Partei- und Fraktionsvorsitzenden der Koalitionsparteien auf einen allgemeinen Rahmen eines GKV-Finanzierungsgesetzes. Demnach sollten der Arbeitgeberbeitrag eingefroren und die Versichertenbeiträge schrittweise einkommensunabhängig mit einem automatischen Sozialausgleich gekoppelt werden. Der Bundesgesundheitsminister wurde beauftragt, bis zur Sommerpause ein entsprechendes Konzept vorzulegen. Anfang Juli 2010 trafen sich die Gesundheitspolitiker von CDU/CSU und FDP zu einer Klausur, um die Einzelheiten des GKV-Finanzierungsgesetzes festzulegen. Man fand nach zähem Ringen einen Kompromiss und das Gesetz trat am 1. Januar 2011 in Kraft: Der allgemeine Beitragssatz wurde auf 15,5 Prozent des beitragspflichtigen Einkommens angehoben, der Arbeitgeberbeitrag bei 7,3 Prozent eingefroren. Reichen die Zuweisungen aus dem Gesundheitsfonds nicht aus, müssen die Krankenkassen ihre Defizite über einen Zusatzbeitrag in festen Eurobeträgen ausgleichen. Die Begrenzung des Zusatzbeitrags auf ein Prozent des Einkommens entfällt zukünftig. Übersteigt der durchschnittliche Zusatzbeitrag aller Kassen zwei Prozent des individuellen Einkommens eines Versicherten, tritt ein Sozialausgleich in Kraft, der mit Steuergeldern gegenfinanziert werden soll.

Der medienwirksame koalitionsinterne Streit um das GKV-Finanzierungsgesetz ließ in der Öffentlichkeit ein zweites, zeitgleich auf den Weg gebrachtes Gesetz in den Hintergrund treten: das Arzneimittelmarktneuordnungsgesetz (AMNOG). Dieses Gesetz regelte unter anderem die Kosten-Nutzen-Bewertung von Arzneimitteln neu. Auf deren Basis werden für innovative Arzneimittel Preisverhandlungen zwischen GKV-Spitzenverband und Arzneimittelherstellern ermöglicht. Neu ist auch, dass das Kartellrecht erstmals auf die Arzneimittelrabattverträge zwischen Krankenkassen und Arzneimittelherstellern angewendet wird. Das Regelwerk für die frühe Nutzenbewertung von Arzneimitteln durch das Institut für Qualität und Wirtschaftlichkeit im Gesundheitswesen (IQWiG) wird per Rechtsverordnung vom BMG bestimmt. Der GKV-Spitzenverband reagierte mit Erleichterung. Die von ihm zunächst befürchtete Verwässerung der Nutzenbewertung und eine Verschleppung des Verfahrens seien „auf der Grundlage der Rechtsverordnung unwahrscheinlich". Der Verband der forschenden Arzneimittelhersteller war hingegen gar nicht zufrieden. Der Nutzen eines Medikaments werde ausschließlich im Sinne der GKV bewertet „und nicht vor dem Hintergrund einer gesamtwirtschaftlichen Betrachtung". Strittig bleibt auch der kartellrechtliche Rahmen von Preisverhandlungen, der von Rechtswissenschaftlern in Anhörungen des Bundestagsausschusses für Gesundheit als verfassungsrechtlich fragwürdig eingestuft wurde. Aber unterm Strich bewerteten die Krankenkassen und auch die Medien das AMNOG eher positiv.

Die Initiative zu einem Versorgungsstrukturgesetz ging vor allem von den Ländern aus. Sie kämpfen seit Jahren mit wachsenden regionalen Disparitäten in der medizinischen Versorgung, vor allem mit einem Ärztemangel in ländlichen Gebieten. Zwar haben die Kassenärztlichen Vereinigungen (KVen) und Krankenkassen den gesetzlichen Auftrag zur Sicherstellung der ambulanten Versorgung, die politische Verantwortung liegt jedoch bei den Ländern.

Die Gesundheitsministerkonferenz der Länder (GMK) richtete 2009 eine Arbeitsgruppe ein, die Vorschläge machen sollte, um die Probleme bei der Sicherstellung der medizinischen Versorgung zu lösen. Aus den Arbeitsergebnissen dieser Kommission fasste die 83. GMK am 1. Juli 2010 einstimmig einen Beschluss, in dem sie unter anderem eine stärkere Beteiligung der Länder bei der Bedarfsplanung forderte. Bundesgesundheitsminister Rösler zeigte vorerst so gut wie keine Reaktion auf diesen Beschluss, obwohl eine Reform der Versorgungsstrukturen im Koalitionsvertrag vereinbart worden war. Hingegen beschloss die AG Gesundheit der CDU/CSU-Bundestagsfraktion bereits im März 2010 ein eigenes Konzept für eine Versorgungsreform. Im Februar 2011 wurden der Öffentlichkeit ein Positionspapier („14 Vorschläge für eine Reform der medizinischen Versorgung in Deutschland") vorgestellt, das eine große Schnittmenge mit den Forderungen der GMK aufwies. Bayerns Gesundheitsminister Markus Söder wartete zeitgleich mit einem eigenen Positionspapier auf, das noch stärker als der GMK-Beschluss auf eigene Länderkompetenzen in Fragen der Bedarfsplanung und der vertragsärztlichen Vergütung setzte.

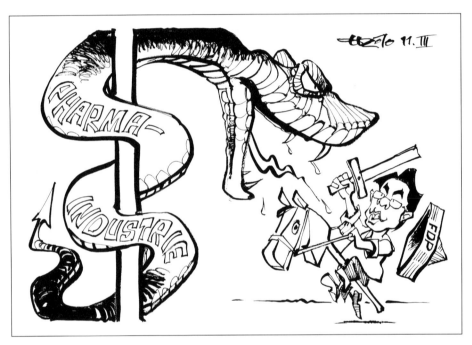

Philippchen gibt den St. Georg

Philipp Rösler stand nun unter Zugzwang, weil er Gefahr lief, auch koalitionsintern in die Defensive zu geraten und das Heft für eine Reform der Versorgung aus der Hand zu geben. Er kündigte an, bis zur Sommerpause ein Gesetz zur Versorgungsreform vorzulegen. Im Februar 2011 präsentierte das BMG erstmals eigene Vorschläge, die sich auf Fragen der Bedarfsplanung und der ärztlichen Aus- und Weiterbildung beschränkten. Bei den Ländern lösten sie eher Kopfschütteln aus, zumal nicht ersichtlich war, dass sich die BMG-Spitze sonderlich für die Interessen und Probleme der Länder interessierte. Auch ein vom BMG am 8. April 2011 vorgelegtes „Positionspapier zur geplanten Versorgungsreform" war erkennbar davon geleitet, das Versorgungsreformgesetz möglichst unabhängig von der Zustimmung des Bundesrates zu gestalten, in dem die Koalitionsparteien nach Niederlagen in Landtagswahlen mittlerweile die Mehrheit verloren hatten. Die in diesem Papier enthaltenen Vorschläge zur Reform der ambulanten Bedarfsplanung kamen den Forderungen der GMK jedoch entgegen. Zudem wurden zur Bekämpfung das Ärztemangels auf dem Land eine Reihe von Maßnahmen angekündigt, die zumindest im Lager der Koalitionsparteien als konsensfähig gelten konnten.

Gesundheitsminister Rösler war in dieser Zeit aber eher mit parteiinternen Problemen beschäftigt. Die FDP war durch den verlorenen Streit um Steuersenkungen in eine tiefe Krise geraten. Die Umfragewerte signalisierten ein Rutschen unter die Fünf-Prozent-Hürde, Landtagswahlen wurden krachend verloren. Daraufhin löste Philipp Rösler am 13. Mai 2011 Guido Westerwelle als Parteivorsitzenden ab. Er wechselte zudem ins Wirtschaftsministerium, da das Gesundheitsministerium mit dem Amt des FDP-Vorsitzenden wegen des hohen Arbeitsaufwandes und wohl auch der geringen Popularitätswerte kaum vereinbar schien. Nachfolger Röslers als Gesundheitsminister wurde sein bisheriger Parlamentarischer Staatssekretär Daniel Bahr. Dieser beschleunigte umgehend die Arbeit am geplanten Versorgungsgesetz. Ende Mai 2011 erstellte das BMG den Arbeitsentwurf eines „Gesetzes zur Reform der Versorgungsstrukturen", der Mitte Juni 2011 in einen offiziellen Referentenentwurf gekleidet wurde und in die Ressortabstimmung ging.

Die im Gesetzentwurf enthaltene gesonderte Vergütung für eine neu definierte spezialärztliche Versorgung sorgte für Streit zwischen dem BMG und dem Bundesfinanzminister Wolfgang Schäuble. Auch die 84. GMK vom 30. Juni 2011 übte daran Kritik: Die vorliegende Regelung sei „für die Länder nicht sinnvoll umsetzbar und mit erheblichen Kostenrisiken für die Krankenkassen verbunden". Protest riefen auch die geplanten Veränderungen der vertragsärztlichen Vergütung hervor, insbesondere bei den Krankenkassen. Sie verloren zum einen das ihnen in der Ägide von Ulla Schmidt zugestandene Recht, auf den

Verteilungsmaßstab für vertragsärztliche Vergütungen Einfluss zu nehmen, der nun wieder von den KVen festgelegt werden sollte. Außerdem sollte der Verteilungsmaßstab nur allgemeine Regelungen zur Verhinderung übermäßiger Leistungsausweitungen vorsehen, wobei den Ärzten zugleich Kalkulationssicherheit zugesichert würde.

Für erhebliche Aufregung sorgten die Änderungen bei der Berufung des neutralen Vorstandes des Gemeinsamen Bundesausschusses (GBA). So protestierten die Krankenkassen unter anderem gegen die Bestimmung, wonach nicht nur das BMG, sondern auch der Gesundheitsausschuss des Bundestages ein Widerspruchsrecht bei der Berufung der unparteiischen Mitglieder haben sollte. Diese Regelung ermögliche der Tagespolitik und parteipolitischen Interessen, Einfluss auf die Personalpolitik im GBA zu nehmen.

Unbeliebt

„Ich weiß, dass ich mich damit bei einigen Ärzten unbeliebt mache. Aber wenn wir nicht dafür sorgen, dass überflüssige Praxen aus attraktiven Standorten verschwinden, werden auch noch so hohe Honorare nicht reichen, mehr Mediziner aufs Land zu locken."

Andreas Köhler,
Vorstandsvorsitzender der Kassenärztlichen Bundesvereinigung

In: Handelsblatt vom 5. August 2011

Weniger umstritten waren die vorgesehen Regelungen zur Förderung der Niederlassung von Vertragsärzten auf dem Land. Vor allem die Krankenkassen kritisierten aber, dass der Gesetzentwurf keine geeigneten Maßnahmen zur Begrenzung der Überversorgung in Ballungszentren enthielt. Die den Kassenärztlichen Vereinigungen eingeräumte Möglichkeit, Praxen in solchen Gebieten beim Ausscheiden des Inhabers zum marktüblichen Verkehrswert aufzukaufen, habe kaum nennenswerte Wirkungen und sei zudem juristisch fragwürdig.

Am 2. Dezember 2011 wurde das GKV-Versorgungsstrukturgesetz im Bundestag trotz aller Kritik verabschiedet. Die Länder verzichteten im Bundesrat auf eine Anrufung des Vermittlungsausschusses, weil sich dafür keine Mehrheit gefunden hätte. So konnte das Gesetz planmäßig zum 1. Januar 2012 in Kraft treten.

Innovationen: Die Spreu vom Weizen trennen
Arzneimittelmarktneuordnungsgesetz (AMNOG)
Gesetz zur Neuordnung des Arzneimittelmarktes in der gesetzlichen Krankenversicherung
Verkündet: 27. Dezember 2010, in Kraft getreten: 1. Januar 2011

Konsequenzen für **Ärzte** (ambulanter Sektor)

- Die mit dem AVWG am 1. Mai 2006 eingeführte Bonus-Malus-Regelung wird zum 1. Januar 2011 abgeschafft. Auch die Pflicht für Ärzte, bei der Verordnung besonders teurer oder mit Risiko verbundener Medikamente die Zweitmeinung eines Spezialisten einzuholen, läuft zum Ende des Jahres 2010 aus.
- Die Wirtschaftlichkeitsprüfungen werden flexibler gestaltet: Die Selbstverwaltung von Ärzten und Krankenkassen erhält die Möglichkeit, die Richtgrößenprüfungen durch eine Prüfung der Wirkstoffauswahl und -mengen in den einzelnen Anwendungsgebieten abzulösen.
- Die Krankenkassen können mit Vertragsärzten Regelungen zur bevorzugten Verordnung von bestimmten Arzneimitteln treffen. Die Teilnahme der Ärzte erfolgt im Rahmen freiwilliger Vereinbarungen. Bei Teilnahme kann im Vertrag eine vollständige Freistellung des Arzneimittels von der Richtgrößenprüfung vorgesehen werden.

Konsequenzen für **Krankenhäuser**

- Keine Auswirkung für Krankenhäuser.

Konsequenzen für **Krankenkassen**

- Die Preisgestaltung für neu auf den Markt kommende Medikamente ändert sich. Zwar kann ein Pharmahersteller die Preise für patentgeschützte Medikamente zunächst wie bisher frei festsetzen. Spätestens drei Monate danach muss er allerdings den medizinischen Zusatznutzen seines Medikaments im Vergleich zu bereits auf dem Markt befindlichen Mitteln nachweisen. Ergibt sich kein Zusatznutzen, unterliegt das Medikament der Festbetragsregelung. Bei einem nachgewiesenen Zusatznutzen muss der Pharmahersteller innerhalb eines Jahres nach Markteinführung mit dem GKV-Spitzenverband Preisverhandlungen führen. Grundlage für die Preisverhandlung ist eine Kosten-Nutzen-Bewertung des Medikaments, die der GBA oder in seinem Auftrag das IQWiG erstellt. Medikamente zur Behandlung seltener Krankheiten (Orphan Drugs) werden von

dieser Nutzenbewertung ausgenommen, wenn der GKV-Umsatz für die entsprechenden Medikamente jeweils unter 50 Millionen Euro liegt.
- Jede Krankenkasse kann abweichend oder ergänzend von der Preisvereinbarung auf Bundesebene die Versorgung mit innovativen Arzneimitteln in eigener Initiative durch Rabattverträge regeln.
- Alle Rabattverträge zwischen Kassen und Pharmaherstellern sollen prinzipiell eine Laufzeit von zwei Jahren haben.
- Ab 1. Januar 2011 gilt in der GKV das Kartellverbot (§ 1 Gesetz gegen Wettbewerbsbeschränkungen). Die Zuständigkeit für kartell(vergabe)rechtliche Streitigkeiten zwischen Kassen und Leistungserbringern wird von den Sozialgerichten auf die Zivilgerichte übertragen. Erst 2008 hatte die Große Koalition den Sozialgerichten die Zuständigkeit für das Kartellvergaberecht zugewiesen. Damit kommt es jetzt zu einer Aufspaltung des Rechtsweges: Die Zivilgerichte sind für die Rechtmäßigkeit des Zustandekommens der Verträge, die Sozialgerichte für die Rechtmäßigkeit der Inhalte zuständig.
- Die pharmazeutische Industrie und die Hersteller von Medizinprodukten dürfen sich an Projekten zur Integrierten Versorgung beteiligen. Zur Gründung eines Medizinischen Versorgungszentrums sind Pharmafirmen und Medizinproduktehersteller allerdings nicht berechtigt.
- Der Rabatt, den Krankenkassen von den Apotheken für verkaufte verschreibungspflichtige Medikamente erhalten, wird für die Jahre 2011 bis 2013 auf 2,05 Euro festgeschrieben. Von April 2007 bis Ende 2008 betrug der Rabatt 2,30 Euro. Für 2009 hatte ein Schiedsgericht den Rabatt auf 1,75 Euro gesenkt. Gegen diesen Betrag hat der GKV-Spitzenverband Einspruch erhoben. Auch über die Höhe des Rabatts für das Jahr 2010 besteht noch keine Einigung zwischen Krankenkassen und Apotheken. Für nicht verschreibungspflichtige Medikamente müssen die Apotheken den Kassen fünf Prozent Rabatt auf den Abgabepreis einräumen.
- Krankenkassen erhalten bis Ende 2013 von den Pharmaherstellern einen erhöhten Zwangsrabatt für Medikamente ohne Festbetrag in Höhe von 16 Prozent (bisher: sechs Prozent).
- Impfstoffanbieter können von den Krankenkassen künftig keine höheren Preise für Impfstoffe verlangen als in den europäischen Nachbarländern (Referenzpreissystem). Über die Preise können die Unternehmen mit den Krankenkassen verhandeln.
- Der Großhandelszuschlag für Fertigarzneimittel wird neu geregelt: Der seit Januar 2004 geltende, rein prozentuale Zuschlag wird in einen Festzuschlag von 60 Cent je Packung plus eines prozentualen Zuschlags von 1,7 Prozent des Abgabepreises (maximal 20,40 Euro) des pharmazeutischen Unternehmers umgestellt. Ab 1. Januar 2012 erhält der Pharmagroßhandel eine Vergütung von 70 Cent pro Packung plus 3,15 Prozent auf den Herstellerabgabepreis (jedoch höchstens 37,80 Euro).
- Die im Januar 2000 (GKV-Gesundheitsreformgesetz 2000) eingeführte Modellphase zur unabhängigen Patientenberatung (§ 65 b SGB V) wird in eine Regel-

leistung umgewandelt. Die gesetzlichen Krankenkassen sollen die unabhängige Patientenberatung mit jährlich 5,2 Millionen Euro (bislang: 5,13 Millionen) finanzieren, eine verpflichtende Mitfinanzierung durch die PKV ist nicht vorgesehen.

Konsequenzen für **Versicherte**

- Gesetzlich versicherte Patienten können ab 1. Januar 2011 ein anderes als das von ihrer Krankenkasse rabattierte Medikament wählen. Die Mehrkosten müssen sie selbst bezahlen.

Etwas weniger mehr – für fast alle
GKV-Finanzierungsgesetz (GKV-FinG)
Gesetz zur nachhaltigen und sozial ausgewogenen Finanzierung der gesetzlichen Krankenversicherung
Verkündet: 31. Dezember 2010, in Kraft getreten: 1. Januar 2011

Konsequenzen für **Ärzte** (ambulanter Sektor)

- Hausarztverträge unterliegen künftig dem Grundsatz der Beitragssatzstabilität. Maßstab für die Bezahlung innerhalb eines Hausarztvertrages sind demnach die Honorare, die auch die KVen bezahlen (bislang: keine Einschränkungen). Höhere Vergütungen sind nur zulässig, soweit diese aus Effizienzsteigerungen und Einsparungen gegenfinanziert werden. Es gilt Vertrauensschutz für Verträge, die bis zum Kabinettsbeschluss vom 22. September 2010 rechtsgültig waren.
- Um Ausgabensteigerungen bei den ärztlichen Leistungen außerhalb der Gesamtvergütungen zu vermeiden, wird der Ausgabenzuwachs dieser extrabudgetären Leistungen begrenzt. KVen und Krankenkassen sollen entsprechende vertragliche Maßnahmen (Preisabstaffelungen oder Fallzahlbegrenzungen) vereinbaren. Präventionsleistungen sind davon ausgenommen.
- Die Vergütungsregelung für niedergelassene Ärzte soll 2011 vollständig überarbeitet werden.
- Der Honorarzuwachs für die vertragszahnärztliche Behandlung (ohne Zahnersatz) darf in den Jahren 2011 und 2012 jeweils höchstens um die Hälfte der für das jeweilige Jahr festgestellten Grundlohnsumme (Summe der beitragspflichtigen Einnahmen aller Versicherten) steigen. Maßnahmen der Individualprophylaxe und Früherkennungsuntersuchungen sind von dieser Begrenzung ausgenommen.
- Zur Angleichung der Vergütung für die vertragszahnärztliche Behandlung (ohne Zahnersatz) werden die Punktwerte und Vergütungen in den neuen Bundesländern und in Berlin in den Jahren 2012 und 2013 in zwei Schritten erhöht.

Konsequenzen für **Krankenhäuser**

- Für Leistungen, die Krankenhäuser im Vergleich zum jeweiligen Vorjahr zusätzlich vereinbaren (Mehrleistungen), erhalten die Kliniken 2011 nur 70 Prozent der üblichen Vergütung. Ab 2012 ist ein entsprechender Abschlag vertraglich mit den Krankenkassen zu vereinbaren.
- Die Preise für akutstationäre Krankenhausleistungen und die Krankenhausbudgets von psychiatrischen und psychosomatischen Einrichtungen dürfen in den Jahren 2011 und 2012 nur halb so viel steigen wie die Grundlohnsumme (Summe der beitragspflichtigen Einnahmen aller Versicherten).
- Eine bundesweite Vereinheitlichung bislang unterschiedlicher Landesbasisfallwerte ist seitens des Gesetzgebers nicht mehr gewünscht. Preisunterschiede sollen einen Preiswettbewerb zwischen den Ländern ermöglichen. Die bisherige Regelung im Krankenhausentgeltgesetz wird aufgehoben, wonach 2011 ein gesetzlicher Verfahrensvorschlag zur Angleichung der unterschiedlichen Landesbasisfallwerte vorzulegen gewesen wäre.

Konsequenzen für **Krankenkassen**

- Die Verwaltungskosten für alle Krankenkassen, deren Landesverbände sowie den GKV-Spitzenverband werden für zwei Jahre auf dem Niveau von 2010 eingefroren. Ausgaben für die Telematikinfrastruktur sind von dieser Begrenzung nicht betroffen.
- Krankenkassen müssen Hausarztverträge den für sie zuständigen Aufsichtsbehörden des Bundes und der Länder vorlegen (bisher galt eine Vorlagepflicht nur gegenüber den für die Sozialversicherung zuständigen obersten Verwaltungsbehörden der Länder).

Konsequenzen für **Versicherte**

- Der Beitragssatz in der GKV steigt um 0,6 Prozentpunkte auf 15,5 Prozent des Bruttoeinkommens. Davon zahlen die Versicherten 8,2 Prozentpunkte, die Arbeitgeber 7,3 Prozent. Der Arbeitgeberbeitrag wird bei diesem Prozentsatz eingefroren.
- Kann eine Kasse ihre Kosten nicht mit den Zuweisungen aus dem Gesundheitsfonds decken, muss sie – wie bisher – einen Zusatzbeitrag erheben. Die Höhe des Zusatzbeitrages ist künftig nicht mehr limitiert. Die Versicherten haben den Zusatzbeitrag allein zu tragen.
- Die 2007 mit dem WSG eingeführte Überforderungsklausel bei Zusatzbeiträgen (maximal ein Prozent des Bruttolohns) entfällt; stattdessen wird ein Sozialausgleich eingeführt. Übersteigt der Zusatzbeitrag zwei Prozent des individuellen Bruttoeinkommens, erfolgt dieser. Die Umsetzung findet für Arbeitnehmer direkt

bei den Arbeitgebern und für Rentner bei den Rentenversicherungsträgern statt, indem der einkommensabhängige Beitrag entsprechend reduziert wird. Bemessungsgrundlage für den Sozialausgleich ist nicht der tatsächliche Zusatzbeitrag, den ein Versicherter seiner Kasse zahlen muss, sondern der sogenannte durchschnittliche Zusatzbeitrag. Dieser wird unter Berücksichtigung der Angaben des GKV-Schätzerkreises vom BMG ermittelt, indem Einnahmen und Ausgaben der GKV jeweils zum 1. November für das kommende Jahr geschätzt werden. Je nach Deckungslücke ergibt sich daraus der notwendige durchschnittliche Zusatzbeitrag. Der Sozialausgleich erfolgt aus der Liquiditätsreserve des Gesundheitsfonds. Ist diese erschöpft, sollen ab 2015 Steuergelder zugeschossen werden.

- Versicherte, die ihren individuellen Zusatzbeitrag nicht zahlen, müssen einen einmaligen Verspätungszuschlag entrichten, der mindestens 30 Euro, maximal die Summe der letzten drei fälligen Zusatzbeiträge beträgt. Solange die Zusatzbeiträge inklusive Strafbeitrag nicht bezahlt sind, wird der Versicherte vom Sozialausgleich ausgeschlossen.
- Ein Wechsel in die PKV ist bereits nach einmaligem Überschreiten der Jahresarbeitsentgeltgrenze von 49.500 Euro möglich. Damit wird die Regelung des WSG von 2007 abgeschafft, die einen Wechsel erst nach drei aufeinanderfolgenden Jahren oberhalb der Versicherungspflichtgrenze vorsah.
- Die 2007 mit dem WSG eingeführte Bindefrist für Wahltarife (beispielsweise Kostenerstattung) sinkt auf ein Jahr (bisher: drei Jahre).

Bauer sucht Arzt
GKV-Versorgungsstrukturgesetz (GKV-VStG)
Gesetz zur Verbesserung der Versorgungsstrukturen in der gesetzlichen Krankenversicherung
Verkündet: 28. Dezember 2011, in Kraft getreten: 1. Januar 2012

Konsequenzen für **Ärzte** (ambulanter Sektor)

- Arztnetze (Zusammenschlüsse von niedergelassenen Ärzten einer Region) werden aufgewertet. Sie können durch Honorarzuschläge oder durch ein eigenes Honorarvolumen gefördert werden, soweit dies einer Verbesserung der ambulanten Versorgung dient und das Praxisnetz von der KV anerkannt wird.
- Nur zugelassene Ärzte, Krankenhäuser, Erbringer nicht ärztlicher Dialyseleistungen oder gemeinnützige Träger dürfen Medizinische Versorgungszentren (MVZ) gründen (bisher: auch reine Kapitalinvestoren). Zu den bislang zulässigen Rechtsformen (Personengesellschaft, Gesellschaft mit beschränkter Haftung)

kommt die der Genossenschaft hinzu. Der ärztliche Leiter muss im MVZ selbst als angestellter Arzt oder als Vertragsarzt tätig und in medizinischen Fragen weisungsfrei sein.

- Vertragsärztinnen können sich nach einer Geburt statt sechs nun zwölf Monate vertreten lassen. Für die Pflege von Angehörigen können erstmals bis zu sechs Monate lang, für die Erziehung von Kindern bis zu 36 Monate lang Entlastungsassistenten in der Praxis beschäftigt werden. Bei der Auswahlentscheidung über eine Praxisnachfolge wertet der Zulassungsausschuss künftig die Eltern- und Pflegezeiten wie ärztliche Tätigkeiten.
- Der GBA ermittelt für die Bedarfsplanung neue Verhältniszahlen, also eine andere Relation von Ärzten und Einwohnern in einer Region. Dabei ist die demografische Entwicklung zu berücksichtigen. Länderkommissionen können bei Bedarf noch von diesen Vorgaben abweichen. Bundesländer erhalten zudem ein Mitberatungsrecht bei Beschlüssen des GBA zu den Bedarfsplanungsrichtlinien. Planungsbereiche müssen künftig nicht mehr wie bisher den Stadt- und Landkreisen entsprechen. Der GBA soll sie so umgestalten, dass sie einer flächendeckenden Versorgung dienen.
- In Gebieten mit Zulassungsbeschränkungen aufgrund von Überversorgung entscheidet künftig der Zulassungsausschuss (Kassen und KVen gemeinsam), ob eine Nachbesetzung erfolgen soll oder nicht. Wird der Antrag auf Nachbesetzung abgelehnt, hat die KV dem Vertragsarzt oder seinen Erben eine Entschädigung in Höhe des Verkehrswertes zu zahlen. Das bisherige Vorkaufsrecht der KV im Nachbesetzungsverfahren entfällt.
- Die Zulassungsausschüsse können neben bereits zugelassenen Vertragsärzten weitere Ärzte, insbesondere in Krankenhäusern, Vorsorge- und Rehabilitationseinrichtungen, stationären Pflegeeinrichtungen und Einrichtungen der beruflichen Rehabilitation ermächtigen, sofern dies notwendig ist, um eine bestehende oder unmittelbar drohende Unterversorgung abzuwenden.
- Die KVen können den Notdienst nun auch durch Kooperationen und eine organisatorische Verknüpfung mit Krankenhäusern sicherstellen.
- KVen können aus noch einzurichtenden Strukturfonds die Neuniederlassung von Ärzten gezielt in Gebieten unterstützen, in denen eine Unterversorgung oder lokaler Versorgungsbedarf besteht. Die Strukturfonds werden mit jeweils 0,1 Prozent der Gesamtvergütungen finanziert, die Kassen entrichten einen zusätzlichen Betrag in gleicher Höhe. Über die Verwendung des Strukturfonds entscheiden die KVen. Auf die GKV kommen dadurch Mehrkosten in Höhe von 25 Millionen Euro zu.
- Bei der Vergabe von Praxen in überversorgten Gebieten sind solche Bewerber zu bevorzugen, die zuvor für einen bestimmten Zeitraum in einem unterversorgten Gebiet ärztlich tätig gewesen sind.
- In Gebieten mit einem Versorgungsgrad ab 100 Prozent ist künftig die Befristung von vertragsärztlichen Zulassungen möglich. Nach Ablauf der Frist findet nicht zwingend ein Nachbesetzungsverfahren statt.

- Trotz bestehender Überversorgung kann eine Sonderbedarfszulassung zur Deckung eines zusätzlichen Versorgungsbedarfs erteilt werden – beispielsweise, wenn es zwar bereits genügend Internisten in einem Gebiet gibt, aber zu wenige Internisten mit dem Schwerpunkt Rheumatologie.
- Leistungen von Ärzten, die in strukturschwachen Gebieten tätig sind, werden von der Abstaffelung im Rahmen der Honorarverteilung (Reduzierung der Vergütung bei Überschreitung einer festgelegten Grenze) ausgenommen. Die KV erhält die Möglichkeit, für diese Ärzte gemeinsam mit den Kassen Preiszuschläge für besonders förderungswürdige Leistungen festzulegen, insbesondere in Gebieten, in denen eine Unterversorgung droht. KBV und GKV-Spitzenverband legen entsprechende Kriterien fest. Der Gesetzgeber rechnet mit Mehrausgaben für die GKV in Höhe von rund 200 Millionen Euro.
- Die Residenzpflicht für Vertragsärzte entfällt (bisher galt dies nur für unterversorgte Gebiete).
- Die Eröffnung einer Zweigpraxis ist nun auch möglich, wenn die Versorgung am Vertragsarztsitz dadurch in geringem Maße beeinträchtigt wird. Voraussetzung ist jedoch, dass sich die Versorgung im Gebiet der Zweigpraxis entsprechend verbessert (bisher: Zweigpraxis nur, wenn dadurch keinerlei Beeinträchtigung am Vertragsarztsitz entsteht).
- Die bisherigen Regelleistungsvolumina sollen durch einen Verteilungsmaßstab ersetzt werden. Die KVen wenden bei der Verteilung der Gesamtvergütungen – getrennt für die Bereiche der hausärztlichen und der fachärztlichen Versorgung – einen mit den Krankenkassen noch festzusetzenden Verteilungsmaßstab an. Bisherige Bestimmungen, insbesondere zur Zuweisung von arzt- und praxisbezogenen Regelleistungsvolumina, gelten bis zur Entscheidung über einen neuen Verteilungsmaßstab vorläufig weiter.
- Tätigkeiten wie Blutdruck messen oder Verbände wechseln können unter ärztlicher Anleitung an andere Gesundheitsberufe delegiert werden. KBV und GKV-Spitzenverband erhalten den Auftrag, eine Liste von delegierbaren ärztlichen Leistungen zu erarbeiten. Diese wird zukünftig Teil des Bundesmantelvertrages sein.
- Der Bewertungsausschuss der Ärzte und Krankenkassen erhält die Aufgabe, bis Oktober 2012 festzulegen, in welchem Umfang ärztliche Leistungen auch telemedizinisch erbracht werden können. Auf dieser Grundlage beschließt er bis 31. März 2013, inwieweit der Einheitliche Bewertungsmaßstab für ärztliche Leistungen anzupassen ist.
- KV und Apothekerorganisationen können auf Landesebene gemeinsam mit den Kassen die Durchführung eines Modellvorhabens zur Verbesserung der Qualität und Wirtschaftlichkeit der Arzneimittelversorgung für eine Zeitdauer von bis zu drei Jahren vereinbaren. Ein Teil der realisierten Überschüsse ist an die Leistungserbringer weiterzuleiten.
- Es ist Vertragsärzten nicht gestattet, für die Überweisung von Versicherten irgendwelche wirtschaftlichen Vorteile anzunehmen.

- KVen erhalten erstmals die Möglichkeit, über Landesgrenzen hinweg zu fusionieren.
- Der bereits bisher mögliche Aufbau von Eigeneinrichtungen durch die KVen in strukturschwachen Gebieten wird vereinfacht. Entsprechende Leistungen werden aus der Gesamtvergütung der ambulanten ärztlichen Versorgung finanziert und nicht aus den Verwaltungskosten der KV. In Ausnahmefällen können auch kommunale Träger Eigeneinrichtungen betreiben.
- Die ambulante spezialfachärztliche Versorgung wird neu eingeführt. Darunter fallen die Diagnostik und Behandlung seltener Erkrankungen (zum Beispiel Tuberkulose, Mukoviszidose), schwerer Verlaufsformen von Erkrankungen mit besonderen Krankheitsverläufen (zum Beispiel Aids, Krebs, Multiple Sklerose) sowie hochspezialisierte Leistungen, die eine interdisziplinäre Zusammenarbeit und besondere Ausstattungen erfordern. Ambulantes Operieren sowie sonstige stationsersetzende Leistungen zählen ausdrücklich nicht dazu. Für ambulante und stationäre Leistungserbringer gelten – ohne Beschränkungen der Bedarfsplanung zu unterliegen – einheitliche Bedingungen und die gleichen Qualifikationsanforderungen. Patienten benötigen für die Teilnahme an dieser Versorgung eine vertragsärztliche Überweisung. Details zu den Anforderungen muss der GBA bis Ende 2012 regeln. Erbrachte Leistungen können direkt mit den Krankenkassen abgerechnet werden. Niedergelassene Ärzte können aber auch ihre KV mit der Abrechnung beauftragen. Grundlage dafür soll ein eigenes Kapitel für diese Leistungen im Einheitlichen Bewertungsmaßstab sein. Die Gesamtvergütungen werden entsprechend bereinigt.

> „Gelddruck-Maschine für Ärzte"
> Süddeutsche Zeitung, 8. Juni 2011

- Unparteiische Mitglieder im GBA dürfen ein Jahr vor Amtsantritt nicht bei Organisationen der gemeinsamen Selbstverwaltung gearbeitet haben. Die Amtszeit im GBA beträgt ab der am 1. Juli 2012 beginnenden Amtszeit sechs Jahre (vorher: vier Jahre). Eine bisher mögliche zweite Amtszeit der Unparteiischen ist ab dem 1. Juli 2018 ausgeschlossen. Um Neutralität und Unabhängigkeit der unparteiischen Mitglieder des GBA zu stärken, bekommt der Gesundheitsausschuss des Deutschen Bundestages die Möglichkeit, die Kandidaten zu befragen und ihrer Berufung durch die Trägerorganisationen zu widersprechen.
- Bei Beschlüssen, von denen nicht jede der drei Trägerorganisationen (KBV/KZBV, DKG, GKV-Spitzenverband) im GBA wesentlich betroffen ist, werden die Stimmen der nicht betroffenen Organisationen jeweils zu gleichen Teilen auf die betroffenen Organisationen übertragen.
- Für Leistungsausschlüsse, die besondere Auswirkungen auf die Versorgung der Versicherten haben, ist künftig im GBA eine qualifizierte Mehrheit von neun der insgesamt dreizehn Stimmen erforderlich. Bisher genügte die einfache Mehrheit.
- Bei erstmaliger Überschreitung des Richtgrößenvolumens für die Verordnung von Arznei-, Heil- und Hilfsmitteln um mehr als 25 Prozent muss der Arzt eine

individuelle Beratung in Anspruch nehmen (bislang: sofortige Erstattung des Mehraufwandes, wenn keine Praxisbesonderheiten vorliegen). Ein Erstattungsbetrag kann bei künftiger Überschreitung erstmals für den Prüfzeitraum nach der Beratung festgesetzt werden. Dies gilt entsprechend, wenn ein Vertragsarzt die ihm angebotene Beratung abgelehnt hat.

- Pseudonymisierte Daten zum Gesundheitszustand der Versicherten aus dem Morbi-RSA können zum Beispiel vom GBA oder IQWiG für die Versorgungsforschung genutzt werden.
- Ab Januar 2013 wird im zahnärztlichen Vergütungssystem (ohne Zahnersatz) die bisherige Anbindung an die Grundlohnsumme aufgehoben. Die zwischen den KZVen und den Krankenkassen vereinbarten Gesamtvergütungen sollen sich dann stärker an dem krankheitsbedingten Behandlungsbedarf der Versicherten ausrichten. Dadurch entstehen für die GKV im Jahr 2013 Mehrausgaben von bis zu 120 Millionen Euro.

Konsequenzen für **Krankenhäuser**

- Die Krankenhausbehandlung umfasst künftig auch ein Entlassungsmanagement zur Lösung von Problemen beim Übergang in die Versorgung nach der Krankenhausbehandlung.
- Die KVen können den Notdienst nun auch durch Kooperationen und eine organisatorische Verknüpfung mit Krankenhäusern sicherstellen.

Konsequenzen für **Krankenkassen**

- Für die zahnärztliche Vergütung werden einheitliche Punktwerte eingeführt. Damit sollen gleiche Wettbewerbsbedingungen zwischen den Krankenkassen in der zahnärztlichen Versorgung geschaffen werden.
- Bei Krankenkassen, die bis zum Ende des Jahres 2012 nicht an mindestens 70 Prozent ihrer Versicherten elektronische Gesundheitskarten ausgegeben haben, dürfen sich die Verwaltungsausgaben im Jahr 2013 gegenüber dem Jahr 2012 nicht erhöhen.
- Krankenkassen können in ihrer Satzung zusätzliche Leistungen in folgenden Bereichen anbieten: Vorsorge und Reha-Maßnahmen, künstliche Befruchtung, zahnärztliche Behandlung (ohne Zahnersatz), nicht verschreibungspflichtige Arzneimittel, Heil- und Hilfsmittel, häusliche Krankenpflege, Haushaltshilfe sowie nicht zugelassene Leistungserbringer. Voraussetzung ist, dass diese Leistungen vom GBA nicht ausgeschlossen sind und in der fachlich gebotenen Qualität erbracht werden.
- Endet die Mitgliedschaft durch die Schließung oder Insolvenz einer Krankenkasse, gelten die von dieser Krankenkasse getroffenen Leistungsentscheidungen für die aufnehmende Krankenkasse fort.

Konsequenzen für **Versicherte**

- Versicherte mit einer lebensbedrohlichen Erkrankung, für die es keine anerkannte Therapie gibt, können eine für diese Erkrankung noch nicht zugelassene, für andere Anwendungen aber genehmigte Therapie beanspruchen (Off-Label-Use), wenn damit auch nur eine kleine Aussicht auf Heilung oder auf eine Besserung des Krankheitsverlaufs besteht.
- Neue Behandlungsmethoden sollen auf ihren Nutzen überprüft werden und während dieser Zeit auch dem Patienten zur Verfügung stehen können. Der GBA kann künftig neue nicht medikamentöse Untersuchungs- und Behandlungsmethoden zeitlich begrenzt und unter kontrollierten Bedingungen erproben, um über eine eventuelle Aufnahme in den Leistungskatalog entscheiden zu können. Bislang konnte der GBA bei unzureichendem Nutzenbeleg zwar eine Methode ausschließen, aber nicht auf die Beseitigung der unzureichenden Evidenzlage hinwirken. Durch diese Neuerung entstehen Mehrausgaben für die GKV. Der Gesetzgeber rechnet für die nächsten fünf Jahre mit zusätzlichen Kosten von rund 30 Millionen Euro. Diese Kosten sollen durch die Beteiligung von betroffenen Herstellern oder Anbietern der zu erprobenden Methode erheblich reduziert werden.
- Auch alleinstehende Versicherte oder solche mit älteren Kindern sollen Anspruch auf eine Haushaltshilfe haben, wenn sie aus Krankheitsgründen ihren Haushalt nicht weiterführen können. Bisher bestand dieses Recht nur für Familien mit mindestens einem Kind unter zwölf Jahren.
- Privat Versicherte können sich auf Antrag während der seit 1. Januar 2012 neu eingeführten Familienpflegezeit von der Versicherungspflicht befreien lassen (nicht nur wie bisher in der Pflegezeit), um ihre bisher bestehende private Absicherung im Krankheitsfall fortführen zu können, auch wenn sie zwischenzeitlich unter die Versicherungspflichtgrenze fallen.
- Versicherte mit langfristigem Behandlungsbedarf (zum Beispiel Schwerbehinderte) können sich auf Antrag die erforderlichen Heilmittel (etwa Physiotherapie oder Lymphdrainage) von der Krankenkasse für einen für sie geeigneten längeren Zeitraum genehmigen lassen. Die Behandlungen müssen weiterhin vertragsärztlich verordnet werden, die entsprechenden Verordnungen unterliegen jedoch nicht mehr der Wirtschaftlichkeitsprüfung.
- Fachärzte sind verpflichtet, gesetzlich Versicherten angemessen und zeitnah Behandlungstermine anzubieten. Welche Zeiten im Regelfall und im Ausnahmefall angemessen sind, muss in den Gesamtverträgen der KVen mit den Landesverbänden der Krankenkassen und den Verbänden der Ersatzkassen gesondert geregelt werden.
- Versicherte erhalten auf Antrag von ihrer Krankenkasse eine Kostenaufstellung der von ihnen in einem Zeitraum von mindestens 18 Monaten vor der Antragstellung in Anspruch genommenen ärztlichen und ärztlich verordneten Leistungen.

Die zuständigen Bundesminister: Von Geißler bis Bahr

Für die in dieser Reformfibel behandelten Gesetze zur gesetzlichen Krankenversicherung (GKV) waren im Laufe der Zeit zahlreiche Minister verantwortlich. Ein die gesamte Gesundheitspolitik abdeckendes Bundesgesundheitsministerium (BMG) gibt es erst seit 1991. Vorher lagen die Zuständigkeiten für die GKV und die Pflegeversicherung beim Bundesarbeitsministerium (BMA), für Fragen der Arzneimittelsicherheit, den Gesundheitsschutz und die Heilberufe beim Bundesministerium für Jugend, Familie, Frauen und Gesundheit. Das BMA war zudem bis 1998 auch für die Pflegeversicherung zuständig, seither ist es das BMG.

10. Legislaturperiode März 1983 bis Februar 1987	**Dr. Heiner Geißler** (CDU) Bundesminister für Jugend, Familie und Gesundheit März 1983 – September 1985
	Professor Dr. Rita Süssmuth (CDU) Bundesministerin für Jugend, Familie, Frauen (ab Juni 1986) und Gesundheit September 1985 – März 1987
	Dr. Norbert Blüm (CDU) Bundesminister für Arbeit und Sozialordnung März 1983 – März 1987
11. Legislaturperiode Februar 1987 bis Dezember 1990	**Professor Dr. Rita Süssmuth** (CDU) Bundesministerin für Jugend, Familie, Frauen und Gesundheit März 1987 – Dezember 1988
	Professor Dr. Ursula Lehr (CDU) Bundesministerin für Jugend, Familie, Frauen und Gesundheit Dezember 1988 – Januar 1991
	Dr. Norbert Blüm (CDU) Bundesminister für Arbeit und Sozialordnung März 1987 – Januar 1991

12. Legislaturperiode Dezember 1990 bis November 1994	**Gerda Hasselfeldt** (CSU) Bundesministerin für Gesundheit Januar 1991 – Mai 1992 **Horst Seehofer** (CSU) Bundesminister für Gesundheit Mai 1992 – November 1994 **Dr. Norbert Blüm** (CDU) Bundesminister für Arbeit und Sozialordnung Januar 1991 – November 1994
13. Legislaturperiode November 1994 bis Oktober 1998	**Horst Seehofer** (CSU) Bundesminister für Gesundheit November 1994 – Oktober 1998 **Dr. Norbert Blüm** (CDU) Bundesminister für Arbeit und Sozialordnung November 1994 – Oktober 1998
14. Legislaturperiode Oktober 1998 bis Oktober 2002	**Andrea Fischer** (Bündnis 90 / Die Grünen) Bundesministerin für Gesundheit Oktober 1998 – Januar 2001 **Ulla Schmidt** (SPD) Bundesministerin für Gesundheit Januar 2001 – Oktober 2002 **Walter Riester** (SPD) Bundesminister für Arbeit und Sozialordnung Oktober 1998 – Oktober 2002

15. Legislaturperiode Oktober 2002 bis Oktober 2005	**Ulla Schmidt** (SPD) Bundesministerin für Gesundheit und Soziale Sicherung Oktober 2002 – November 2005
16. Legislaturperiode Oktober 1998 bis Oktober 2002	**Ulla Schmidt** (SPD) Bundesministerin für Gesundheit November 2005 – Oktober 2009
17. Legislaturperiode seit Oktober 2009	**Dr. Philipp Rösler** (FDP) Bundesminister für Gesundheit Oktober 2009 – Mai 2011 **Daniel Bahr** (FDP) Bundesminister für Gesundheit seit Mai 2011

AMNOG	Arzneimittelmarktneuordnungsgesetz
AVWG	Arzneimittelversorgungs-Wirtschaftlichkeitsgesetz
BMA	Bundesministerium für Arbeit
BMG	Bundesministerium für Gesundheit
BVA	Bundesversicherungsamt
DKG	Deutsche Krankenhausgesellschaft
DMP	Disease-Management-Programme
DRG	Diagnosis Related Group (diagnosebezogene Fallgruppen)
GBA	Gemeinsamer Bundesausschuss
GKV	gesetzliche Krankenversicherung
GKV-FG	GKV-Finanzstärkungsgesetz
GKV-WSG	GKV-Wettbewerbsstärkungsgesetz
GMG	Gesetz zur Modernisierung des Gesundheitswesens
GMK	Gesundheitsministerkonferenz der Länder
GRG	Gesundheitsreformgesetz
GSG	Gesundheitsstrukturgesetz
IQWiG	Institut für Qualität und Wirtschaftlichkeit im Gesundheitswesen
KBV	Kassenärztliche Bundesvereinigung
KV	Kassenärztliche Vereinigung
KZBV	Kassenzahnärztliche Bundesvereinigung
MDK	Medizinischer Dienst der Krankenversicherung
Morbi-RSA	morbiditätsorientierter Risikostrukturausgleich
NOG	GKV-Neuordnungsgesetz
PflegeVG	Pflege-Versicherungsgesetz
PKV	private Krankenversicherung
PPV	private Pflegeversicherung
RSA	Risikostrukturausgleich
SGB	Sozialgesetzbuch
SPV	soziale Pflegeversicherung

IMMER AKTUELL: Die Reformdatenbank

Jedes Buch hat einen Redaktionsschluss – die Reformdatenbank nicht.
Unter www.aok-reformdatenbank.de finden Sie, fortlaufend aktualisiert, zentrale Inhalte der wichtigsten gesundheitspolitischen Reformgesetze seit 1989. Getrennt nach den Themenfeldern Versicherte, Ärzte, Krankenhäuser, Krankenkassen und Finanzierung lassen sich relevante Informationen dank einer professionellen Suchfunktion rasch finden.
Ein Service des AOK-Bundesverbandes. → **www.aok-reformdatenbank.de**

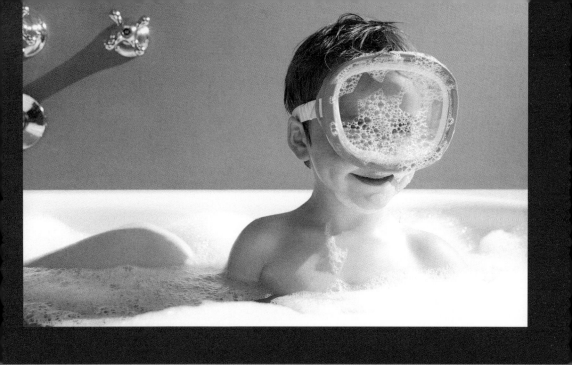

Tiefer eintauchen!
Die G+G-Familie – für alle, die mehr Durchblick brauchen.

Sie wollen gesundheitspolitisch up to date sein? Sie schätzen die prägnante Meldung ebenso wie die engagierte Reportage und den wissenschaftlichen Fachaufsatz? Dann sind Sie bei Gesundheit und Gesellschaft (G+G) richtig. Wer G+G abonniert, bekommt zusätzlich den elektronischen Newsletter „G+G Blickpunkt" und die Wissenschaftsbeilage „G+G-Wissenschaft" – drei Produkte zu einem Preis!

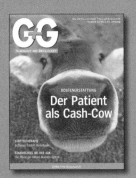

G+G
Gesundheit und Gesellschaft

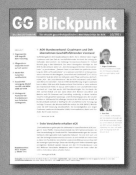

Der elektronische Newsletter:
G+G-Blickpunkt

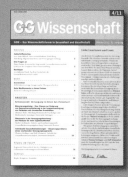

Viermal im Jahr:
G+G-Wissenschaft

Fordern Sie gleich Ihr Probeabo an:
www.kompart.de/shop | info@kompart.de

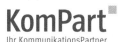

Wer up to date sein will...

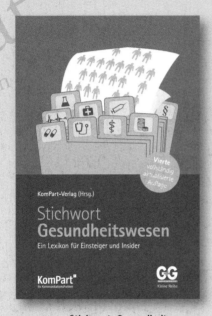

Stichwort: Gesundheitswesen
Ein Lexikon für Einsteiger und Insider.
Vierte, vollständig überarbeitete Auflage,
ca. 300 Seiten, Broschur, Preis: 16,80 Euro
zzgl. Verpackung und Versand
ISBN: 978-3-940172-27-3

... braucht das G+G-Lexikon. Die vierte, vollständig überarbeitete Auflage von „Stichwort: Gesundheitswesen" ist wieder auf dem neuesten Stand. Alle relevanten Änderungen bis zum Versorgungsstrukturgesetz sind eingearbeitet – von nichtärztlichen Gesundheitsberufen über die spezialfachärztliche Versorgung bis zur neuen Struktur des Gemeinsamen Bundesausschusses.

„Stichwort: Gesundheitswesen" ist mit seinen knapp 450 Stichworten ein umfassendes Nachschlagewerk. Dank seines Formates passt es zugleich in jede Aktentasche.

Ein Handbuch von Experten für Einsteiger und Insider. Mit zahlreichen weiterführenden Links und einem umfangreichen Abkürzungsverzeichnis.

lieferbar ab Mai 2012

G+G – Kleine Reihe. Das Buch zur Zeitschrift

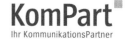

www.kompart.de/shop | info@kompart.de